病気を予測し防ぐ時代の到来

Health Signals

和賀 巌 WAGA IWAO

幻冬舎 MC

病気を予測し防ぐ時代の到来

Health Signals

はじめに

古代ギリシャのアポロン神殿の入口に刻まれている有名な言葉の一つが、「汝（なんじ）自身を知れ」（ギリシャ語：γνῶθι σεαυτόν）です。当時は宗教的な意味合いで、神殿に入る前に自分自身を見つめ直し、心身を正すことが求められていたと言われています。今日では、自分の無知を自覚し、自己改善を目指すことの重要性を強調している哲学の格言としても広く知られています。

21世紀になり分子生物学が急速に発展してくると、「汝自身を知れ」という言葉には新しい意味が宿るようになりました。自分自身の生物学的なビッグデータを正確に把握することで、健康で幸せな生活や人生のヒントが手にはいる時代がやってきたのです。本書に記載された新しい血液中のタンパク質のバランス（ヘルスシグナル）を読み解くことで、「汝自身」を知ることができます。これから起こりそうな未来や生活習慣の理解も進み、自分の幸福に直結するヒントの宝庫に、人々の手が届く時代になったのです。

人生100年といわれる時代、ただ長生きできればいいというのではなく、高齢になっても健康を保ち日々を楽しく過ごすことは重要なテーマとなっています。そのためには、自身の健康を医者任せにして「病気になったら治してもらう、今は元気だから大丈夫」という意識を切り替えて、一人ひとりが健康への意識を高め、病気を予防するように日常生活で気を配っていく必要があります。

すでに医療の世界では従来の「病気を治す」ことを中心とした考え方から「病気を予測し防ぐ」ことに重点を移してさまざまな研究が進められており、私たち自身も健康に対するアプローチを根本から変えるべき転機にあるといえます。

少し考えてみてほしいのですが、がん、心筋梗塞、脳卒中、さらに認知症といった病気は「かかってから治す」と考えるにはリスクが高過ぎます。これまでは「汝自身」を正確に知ることが難しく、予防するにも限界があると考えられていたために、どうしてもかかったあとのほうに医療の重点がおかれてきました。しかし、現代では研究が進み、高精度で予測できるようになってくると、新しい可能性の世界が動き出してきます。より長く、自身も家族も笑顔で人生を楽しむために、自分の体が抱えているさまざまな病気のリスクを正しく理解し、予防のための習慣を生活に取り入れていくことが現実として可能になったのです。

私はこれまで約40年間、先進医療とヘルスケアの研究および事業化に取り組んできました。高齢化が進むなかでは、投薬や治療も大切ですが、新たな可能性をもつ予防医療の重要性が高まることを見込み、私が特に力を入れてきたのが「血中タンパク質のバランスを把握する」研究です。血液中には1万5000種類を超えるタンパク質が存在しており、これらを測定することで、私たちは「汝自身を知り」自身の健康状態のコントロールにつなげることができるのです。

血中タンパク質はその時々の生活習慣によって変化し、体内の〝今〟の情報を伝える伝達者です。私が率いる研究グループはこの血中タンパク質について研究を深め、少量の血液から採取した約7000種のタンパク質の構成割合を分析することで、がんや認知症、心筋梗塞などの発症リスクを予測する検査方法を確立しました。この検査方法により現在の体の状態が分かれば、将来の疾病リスクの予測も可能です。

その予測を踏まえて、栄養バランスや食事量、運動量など自分自身の現在の生活習慣を見直すことにより、自身の健康を守っていくことができるのです。

本書では、私が研究を重ねてきた血中タンパク質による疾病リスク予測について分かりやすく説明したうえで、どのような生活習慣が健康を脅かすか、予測される病気に対してどのような生活改善をすることが望ましいかについてくわしく解説しています。この書籍が、皆さんが健康を維持し、生活習慣を見直し、病気を未然に防ぐための一助となることを心から願っています。

目次

第2章

〝今のライフスタイル〟が将来の健康を左右する

第3章

約7000種類のタンパク質から「未来の健康」を読み解く

第4章

ライフスタイルの改善で疾病リスクを下げる

第5章

病気は予測し防ぐ時代へ

第 1 章

私たち現代人にとって
ますます重要性が高まる健康問題

長寿大国・日本と医療技術の進化

日本が長寿国であることは、もはや世界的な常識となっています。さらに現在は日本のみならず多くの国が平均寿命を延ばしており、「世界保健統計２０１９」によると世界の平均寿命は直近の16年間で５・５歳も延び、生活水準が高い国々の寿命は約80歳に達しています。

その背景には医療技術の進化、生活環境の整備、食糧事情の改善、乳児死亡率の減少などさまざまな要素があります。なかでも医療技術の進歩は平均寿命の延伸に大きな影響を与えています。

大学病院などで研究・開発されている最先端の高度な医療技術のなかでも先進医療とは、厚生労働大臣が安全性と有効性を確保するために基準を定め、認められた技術のことをいいます。遺伝子治療や再生医療、ロボット手術、ＡＩやビッグデータの活用など、従来の医学にはなかった新しい技術は、世界規模の製薬会社やバイオベンチャー企業からたくさんの関心が寄せられています。

そして現在、先進医療を手掛ける企業の多くが注力しているのは「病気の発症を未然に防ぐ」ための技術の開発です。例えば、がんでは「ステージ0」（がん細胞が上皮細胞内に留まり、リンパ節に転移していない状態）にも至っていない未病の段階で発見し、将来のがん発症を抑制するための研究が進められています。また、アルツハイマー型認知症については、疾患の原因となる脳内の有害物質を除去することを目的に、まだ発症していない人を対象に薬剤を投与するテストが行われています。

こうした研究がさまざまな疾患で進めば、「病気を予測し防ぐ時代」の到来も夢ではありません。

長生きしても健康に過ごせない現状

寿命には「平均寿命」と「健康寿命」という、二つの異なる指標があります。平均寿命は「0歳における平均余命」、そして健康寿命とは、「健康上の問題で日常生活が制限されることなく生活できる期間」と定義されています。

現在、多くの先進国で問題となっているのが、平均寿命と健康寿命の乖離です。厚生労働省の発表によると、2019年における日本の平均寿命は男性81・41歳、女性87・45歳、健康寿命は男性72・68歳、女性75・38歳となっています。つまり、認知症や脳血管疾患などによって要支援や要介護の状態となったあと、男性なら約9年、女性なら約12年生き続けることになります。この期間を長いと捉えるか、短いと捉えるかは人それぞれです。しかし今後、平均寿命が延びるにつれて、平均寿命と健康寿命の差が拡大することがあれば、自立した生活が難しくなったり、病気で苦しんだりする期間も延びる恐れが強くなります。また医療費や介護費の増加による家計への影響も大きくなることが予想できます。多くの人が、「できるなら平均寿命と健康寿命の乖離をなくしたい。死ぬまで健康であり続けたい」と考えるのは当然のことです。

日本が抱える新たな課題「認知症」

医療技術の進化によって平均寿命が延びたのは喜ばしいことですが、その一方で高齢化が進み、認知症を発症するデメリットも高まっています。経済産業省によると、2022年の認知症の高齢者数は約443万人、MCI（軽度認知障害）の高齢者数は約559万人と推測され、合計で約1000万人を超え、65歳以上の高齢者の約3・6人に1人が認知症またはその予備軍といわれています。さらに2040年には、認知症およびMCIの高齢者数は合計約1200万人（認知症約584万人、MCI約613万人）にのぼり、高齢者の約3・3人に1人となると予測されています。

政府はこうした試算を踏まえ、認知症の予防に努めると同時に、認知症とともに生きることを見据えた対策を進めています。具体的には地域包括ケアシステムの整備を急ぐ一方で、認知症の当事者を含めた誰もが生きやすい社会の創出を目指すなどの施策を講じています。製薬会社も精力的に認知症の治療薬開発に取り組んでおり、2023年にはアルツハイマー型認知症で、従来とは異なる新しいタイプの薬が保険承認されました。医療制度も、急増する認知症患者に対応するための体制を整えつつあります。

しかし、日本における認知症患者はますます増加しています。少子化が進むこの時代において、認知症患者の急増は非常に大きな社会負荷をもたらすことは間違いありません。家族の誰かが認知症になれば、介護や看護に従事しなければならない家族の負担が大きくなり、例えば介護離職にもつながりかねません。老老介護の家庭も多くなり、体力的・精神的負担が大きくなって共倒れになる恐れもあります。

さらに、少子化が進んで労働人口が減少すれば、介護保険などの税負担が増大し、消費も低迷していくことが予想されます。認知症患者が増えることが確実視される未来において、認知症はもう個人だけの問題ではありません。自分や家族が認知症を発症しなければ生活が維持できるわけではなく、社会全体の問題となって私たちにのしかかってきます。「自分さえ良ければ」という考えはもはや通用せず、日本全体が貧困や社会の停滞、衰退に直面することが予測されます。

認知症になると、妻は夫の顔から忘れる

2020年、「日本認知症予防学会」と、「食から認知機能について考える会」が、医師やメディカルスタッフのグループと、一般の人たちのグループを対象に「食と認知機能」に関する意識調査を行いました。「自分自身がもっともなりたくない病気」という質問に対して「認知症」と回答した人の割合は、医師・メディカルスタッフでは35・0%、一般では47・6%におよび、第1位となっています。また、なりたくない病気の第2位は「がん」、第3位は「脳血管疾患」で、特に一般の人たちの間では認知症を恐れる人が非常に目立つことが分かります。

認知症が、がんや脳血管疾患よりも恐れられる理由の一つは、認知症を発症したら記憶障害が起きたり、人格が変わってしまったかのようになったりするためだと私は思います。年を重ねれば、誰でも物忘れをします。高齢になると「鍵をどこに置いたか忘れた」「あの人の名前が思い出せない」など、若いときのようにすぐ思い出すことが難しくなります。これは人間の生理的な変化であり、若い頃のように思考や記憶を司る脳の部位が機能しなくなるのは、自然な老化現象によるものです。

ただし、認知症の記憶障害は加齢による物忘れとは大きく異なります。認知症の記憶障害には、体験したことそのものを忘れるという特徴があります。例えば「朝食に何を食べたか思い出せない」のが加齢による物忘れであり、「朝食を取ったこと自体、忘れている」のが認知症による物忘れです。また認知症の場合、ヒントを与えられても思い出すことができません。そもそも忘れているという自覚がないのです。

さらに、認知症を発症すると見当識障害が起きることがあります。これは「今は何時か」「今日は何月何日か」「自分はどこにいるのか」といった、現在を起点とする記憶に障害が生じることです。さらには「家族の顔を見ても別の人だと認識する」といったことも生じます。そのため、親しい人や家族などに会っても誰だか分からなくなることも珍しくありません。何十年も生活をともにしてきた家族を思い出せなくなることは、本人にとっても家族にとってもつらく悲しいことです。

ちなみに、男性と女性では、最初に忘れていくものに違いがあることも指摘されています。例えば、妻は夫の顔を比較的早期に忘れやすく、夫は妻の顔を最後まで覚えている傾向があります。認知症の初期の頃は記憶がまだらであり、家族の名前を思い出せる瞬間もあれば、すっかり忘れてしまう瞬間もあります。私は、多くの認知症の患者やその家族から、「記憶がまだらである時期が最もつらい」と聞きました。「こうやって、少しずつ記憶がなくなっていくのか」と自覚しながらも、何も手を打つことができないので、非常にもどかしく苦しいと、認知症患者と家族は訴えます。

要介護となる主な理由は「認知症」

認知症が恐れられるその他の理由には、認知症を発症すると要介護になるリスクが高まることも挙げられます。内閣府が公開した「2021年版高齢社会白書（全体版）」によると、介護が必要になった主な原因は「認知症」が18・1％と最も多く、次いで「脳血管疾患（脳卒中）」が15・0％、「高齢による衰弱」が13・3％、「骨折・転倒」が13・0％となっています。2013年までは脳血管疾患が要介護原因の第1位でしたが、2014年に認知症が追い抜いています。

認知症を発症するとなぜ介護が必要になるかというと、徘徊（はいかい）を防ぐために見守りや観察が必要になったり、一人でトイレや入浴ができないので介助を行わなければならなくなったりするからです。

また、認知症の患者は精神症状を引き起こすことも多く、急に攻撃的になったり、うつ

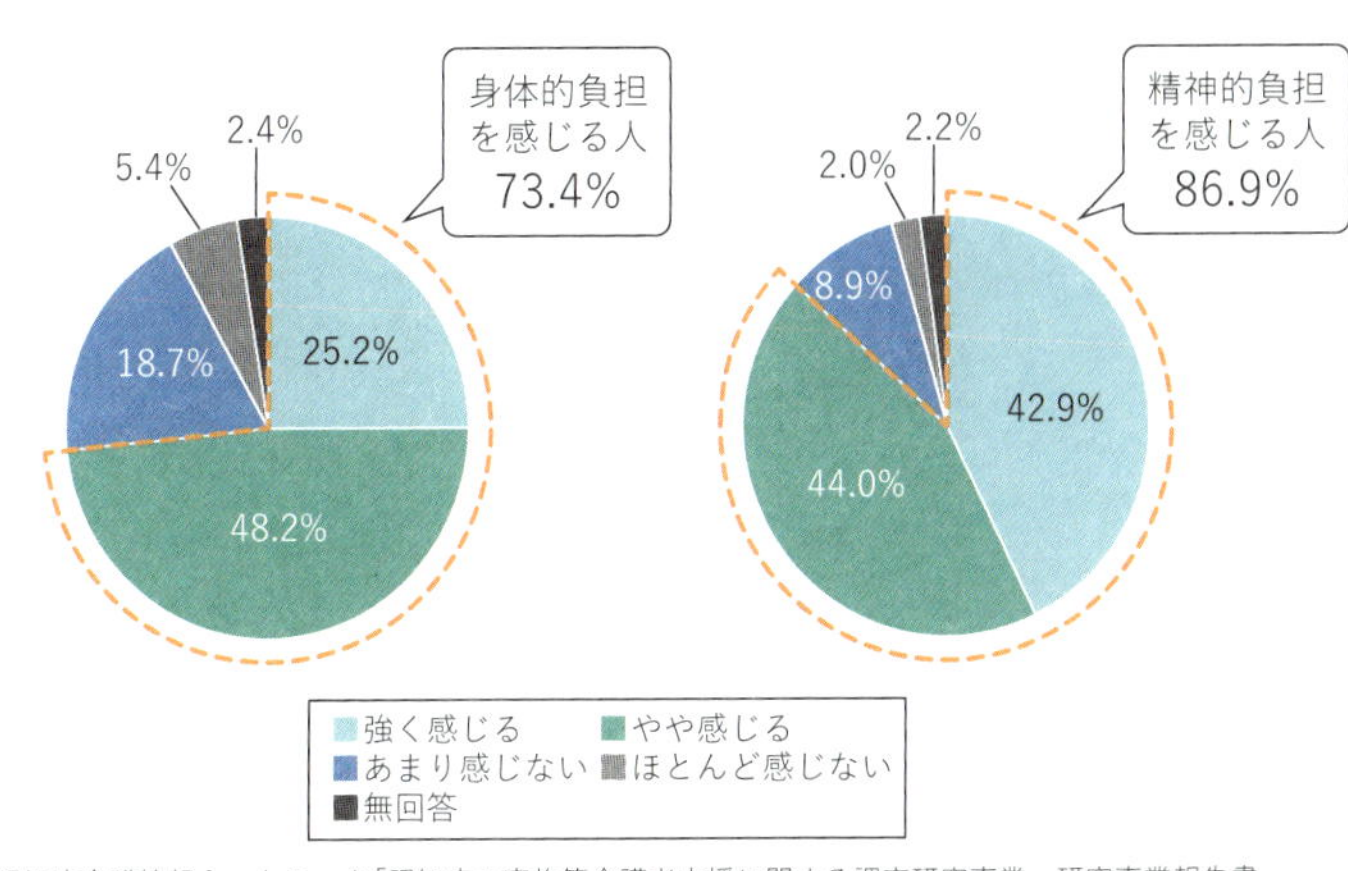

認知症介護情報ネットワーク「認知症の家族等介護者支援に関する調査研究事業　研究事業報告書平成29年度」をもとに作成

症状を示したりすることもあります。家族や介護者は患者の感情の変動に振り回されることも多くなるため、ストレスがたまりやすくなります。

実際のところ、認知症患者を介護する際には、身体的負担よりも精神的負担を感じる人が多いことが分かっており、介護者の負担を周囲がどうカバーするかということは、当事者だけでなく、自治体や地域社会などを含め、さまざまな職種が共同で考えなければならない重要な課題となっています。

アメリカでベストセラーになった『The Notebook』という小説があります。日本では『きみに読む物語』というタイトルで翻訳され、映画化もされた有名な作品です。これは、60年にわたって一人の女性を愛し続けた男性の物語で、認知症のために過去を忘れてしまった老婦人に対し、主人公の男性は長い物語を熱心に語ります。実はこの物語は自分たちの過去を綴ったもので、ほんの一瞬、記憶を取り戻す老婦人はこの話が自分たちのことだと気がつきます。男性は老婦人が記憶を取り戻すたび、とてもうれしそうな表情を見せます。

もし老婦人が認知症を発症せずにいたら、今でもふたりは病室のベッドの上ではなく青空の下で楽しく公園を散歩していたかもしれません。男性が語る物語のように、白鳥が悠々と泳ぐ湖をボートで渡りながら、素晴らしい時間をふたりで過ごすことができたかもしれません。

この作品の舞台となる1940年代では認知症治療はほとんど進んでおらず、登場人物はつらい運命を受け入れるしかない切ないストーリーでした。ただし、現在では希望があります。認知症に対する解明が進み、ある程度、発症を予防することが可能であることも判明してきました。バランスのよい食事を心がけ、ぐっすりと眠り、適度な運動を続ける

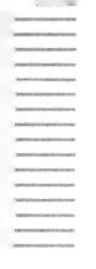

ことが、発症リスクを下げることにつながります。これらの取り組みは、貧富の差や国籍に関係なく、誰でも実行できるものです。

日本における死亡原因の約半数を占める「三大疾病」

認知症以外にも注目すべきは「三大疾病」です。三大疾病とは、がん（悪性新生物）、心疾患（急性心筋梗塞など）、脳血管疾患（脳卒中など）のことをいいます。これらは現在、日本人の死因の上位を占めており、特に50代から70代においては、三大疾病で死亡する割合は50％を超えています。

厚生労働省の「患者調査の概況（2020年）」によれば、がん、心筋梗塞などの心疾患、脳卒中などの脳血管疾患で入院している人は、全入院患者の4分の1以上を占めていることが分かります。

65歳以上の要介護者等の性別にみた介護が必要となった主な原因

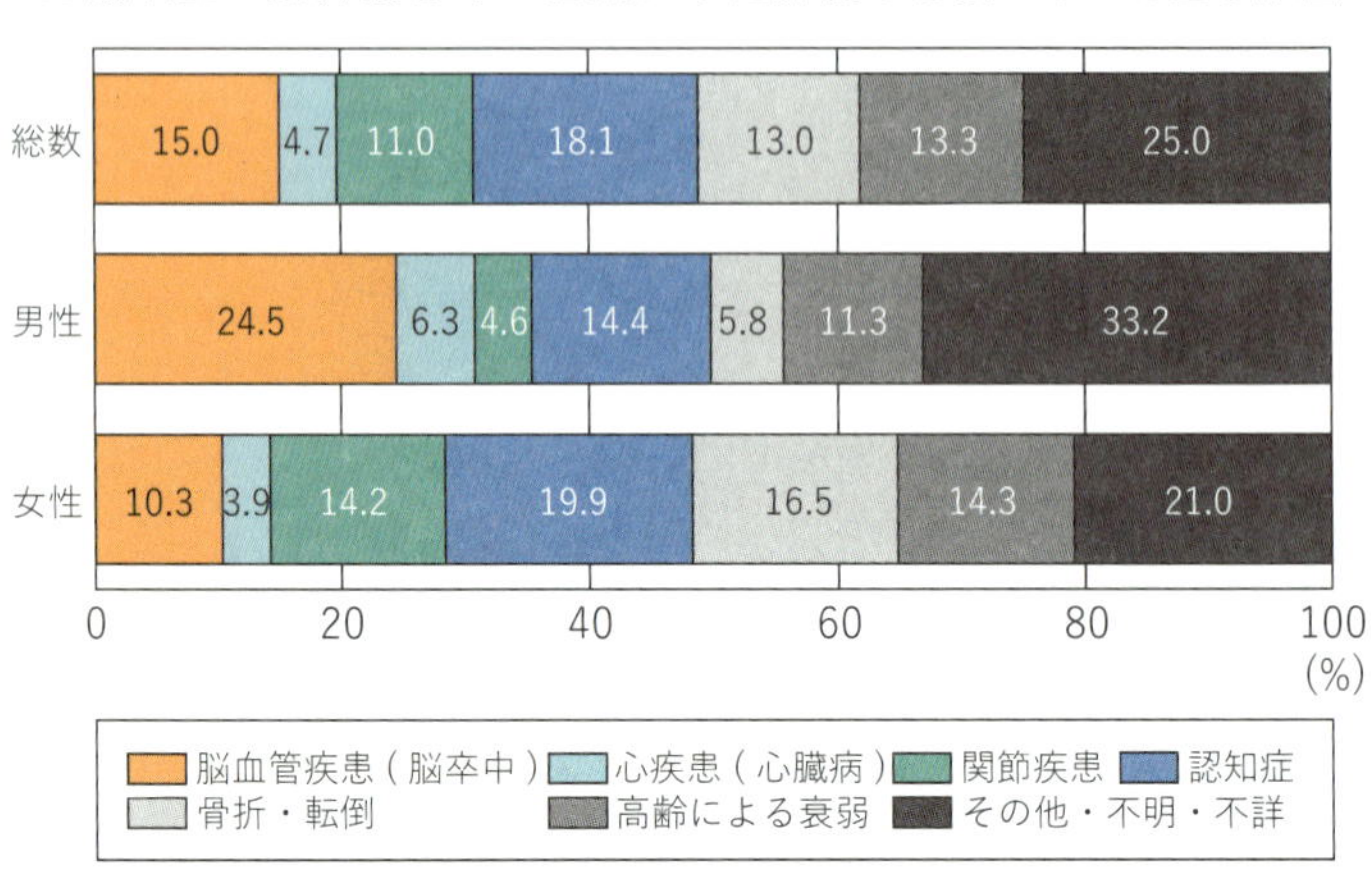

(注) 四捨五入の関係で、足し合わせても100%にならない場合がある。

出典：内閣府「令和4年版高齢社会白書」

　さらに、これらの疾患は治療期間が長引くことが多く、とりわけ脳血管疾患の入院平均在院日数は77日を超えています。一年のうち、丸2カ月以上も病院で生活しなければならないのですから、本人の心労はもちろんのこと、見舞いに訪れる家族の負担も相当大きくなります。

　加えて、これらの三大疾病は治療費が高額になることも特徴です。なかでもがん治療は費用が嵩むことで知られており、保険制度が提供する一般的な治療だけではなく、分子標的薬や免疫療法などの自由診療も受けるとなれば、高額の費用がかかります。

　また、治療が長引くほど、それだけ離職の期間も長くなるということですから、家庭の収入も減少します。幸い病気が治ったとしても、退院後の療養に一定期間が必要だったり、後遺症が残ったりすることも考えられますし、そうなると、場合によっては元の職場に復帰することは難しいかもしれません。

　三大疾病は自分のみならず、家庭や周囲の人たちをも巻き込む、重大な問題です。大袈裟ではなく、たくさんの人の人生を土台から揺るがす一大事になりかねません。特に残念なのは、これらの疾患は働き盛りの年代以降、人生の後半に多く発症するということです。人生が最も充実し、経済的にも時間的にも、そして精神的にもゆとりのあるこの世代が、こうした災厄に見舞われるということはどれだけ悲しく、残念なことであるかは容易に想像することができます。

ヘルスリテラシーが健康格差を生み出す

健康や医療についての重要な課題として「健康格差」があります。健康格差とは、経済状態、職種、住まいなど、社会的な環境の違いによって健康状態に差が生じる問題を指します。

所得と健康状態には一定の関連性があることが研究によって示唆されています。健康長寿社会を目指す研究プロジェクト「ＪＡＧＥＳ（日本老年学的評価研究）」の一環として、要介護認定を受けていない65歳以上の高齢者約1万人を対象に行われた調査によれば、最も所得の高い群に比べて、最も低い群では基本的な運動能力の低下、体力や免疫力の低下など、健康問題の発生率が女性で約1・4倍、男性で約1・2倍高いことが分かりました。この傾向は特に女性に顕著であることも明らかになっています。

このような関連性が見られる理由の一つは、一般的に所得が低い場合、必要な時に医療機関を受診する機会が少ないことにあると考えられています。また、所得の差は食生活にも影響し所得が低いほど米やパンなどの炭水化物の摂取量が増え、反対に野菜や肉類の摂取量が減少する傾向があります。これにより栄養バランスが崩れ、健康リスクが高まる可能性があるのです。栄養バランスを考えながら良質な食材を調理して食べる人がいる一方で、できるだけ安価な加工食品ばかりを食べる人もおり、両者の食生活の違いがそれぞれの健康に与える影響は小さくないことは明白です。

さらに、健康に対する意識の違いやヘルスリテラシーの問題も指摘できます。ヘルスリテラシーとは健康や医療に関する正しい情報を入手し、理解して活用する能力のことです。

日本のヘルスリテラシーは他国と比べてそう高くありません。特にヨーロッパと比べると大きな差が見られます。その原因として、日本のプライマリ・ケア（普段から健康に関して相談に応じてくれるかかりつけ医）が不十分であることが考えられます。健康上のささいな不安でも医療機関に気軽に相談できる環境が整っていれば、有意義な情報を得てへルスリテラシーを常にアップデートし続けることができます。

しかし、プライマリ・ケアについて十分訓練している医師が少ない日本では、プライマリ・ケアで診療可能な病気でも大きな病院を受診する傾向があります。いざ、体調を崩したときにどこで受診すればよいのか分からないため、受診先に迷うこともあります。家庭医制度が普及し、自宅のある地域のかかりつけ医を受診するヨーロッパと比べて、日本のヘルスリテラシーが低いといわれるのは、このような環境による要因が考えられます。

今日の日本では、病気の発症を環境だけで決定づけることはできないと考える人もいます。遺伝子も発症に関与している場合があるはずだと異論を唱える声もあります。確かに一部の病気には遺伝子が深く関わっており、生まれたときからその病気を発症しやすい人というのは存在します。例えば糖尿病の発症には、遺伝が深く関わっています。糖尿病は膵臓から分泌されるインスリンがうまく機能しなくなることが原因で発症しますが、その発症にはその人が持って生まれた体質が大きく影響します。糖尿病になりやすい遺伝子が親から子へ引き継がれることが多いために血縁者に糖尿病患者がいると、自分も発症しやすいということになります。

ただし実際には、遺伝的素因を持っているからといって、必ずしも糖尿病を発症するわけではありません。食事バランスの偏りや食生活の乱れ、ストレスなどの環境因子が複雑にからみあい、その結果、糖尿病になりやすさを誘導するいくつかの遺伝子のスイッチがオンになって発症につながるのです。

裏を返せば、たとえ身内に糖尿病患者がいても糖尿病の発症を招くリスクを抑制することで、遺伝子のスイッチをオフにし続けることも可能です。そのために大切なのは日常のささいな意識と行動であり、健康に対する感度を常に高め、ヘルスリテラシーを頭の片隅におき、時々更新することが、病気と縁遠い生活を送るためには有効な方法であると思われます。

健康管理の改善の重要性

医療技術は日々進歩しているものの、残念ながら現在は、どれだけ健康に配慮した生活をしていても、認知症やがん、心筋梗塞などの重大な疾患を発症する人がたくさんいます。「どうしたら、誰もが病気という不幸から逃れ、人生最期の瞬間まで自分らしく生きることができるのだろうか」、そんな考えのもと２０２０年、私の会社は最先端バイオ技術を応用して疾病リスクを可視化する仕組みを提供し始めました。

私は大学時代に遺伝子や分子生物学を学び、社会に出てからも医学部や薬学部で製薬について学び、新しい医療やヘルスケア領域での研究と事業に従事してきました。そのなかで常に心に抱いていたのは、「ヒトを生物として理解し、健康や幸福感のあり方を科学として研究したい」というアイデアでした。

病気の発症を食い止めるには、自分の健康状態を目に見える形で理解することが有効です。「あなたの心筋梗塞の発症リスクは50％です」と言われれば、このままではいけないという意識が芽生えます。そして、健康であり続けるためにはどうしたらよいかということを、誰もが自分ごととして捉えられるようになります。

肉体的、精神的、そして社会的に健康であり、平均寿命と健康寿命を限りなく近づけるために必要なことは、自分の健康状態を確認し改善すべきところを見極めるということです。幸いにも、現在は医療や科学の技術が進化していますし、先進技術を応用した人間ドックや健康診断などの検査プログラムも豊富に提供されています。

また、インターネットや書籍などを駆使すれば、たくさんの健康情報を手に入れることができます。以前だったら書籍を購入し、読破して見いださなければ手に入らなかった情報も、今ではインターネット上で公開されています。

しかし、どれだけ環境が整っても、最も改善が必要なのは「汝自身を知ること」です。健康管理は自分自身にしか遂行できない重要な任務であり、決して他人任せにしてはいけない問題です。

20代や30代ではなんともなかったことも、40代になると体に大きな影響を及ぼすことがあります。例えば徹夜での仕事、お酒のあとのラーメン、運動不足などが習慣化すると、「最近疲れが溜まりやすい」「眠っても疲労が取れない」「翌日までお酒が残る」などの変化を感じることが増えます。

こうした小さな変化が積み重なることで、やがて雪だるま式に身体への負担が増大していきます。問題が小さいうちに対処していればまだなんとかなりますが、大きくなってからでは健康を取り戻すのが難しくなります。「負担が増していますよ」「そろそろ気をつけたほうがいいですよ」と体が警告しても、それを無視して同じ生活を続けると、やがて取り返しのつかない事態に陥ってしまいます。そうなってから医師に「どうにかしてくださ い」と頼んでも手遅れで、「もっと早く治療を始めていれば……」と言われることも少なくありません。

ですが、希望はあります。こうした事態を避けるために重要なのは、自分をよく理解し、日々の行いが自分を作っていることに想像力を働かせることです。病を生むのが小さな生活習慣の積み重ねならば、病を生まないようにすることも、小さな変化で達成できるはずです。「この生活を続けたら、自分の体はどうなるのか？」「10年後や20年後、自分はどんな体でありたいのか？」をイメージしてみてください。あらゆる生物のなかで、想像力を持っているのは人間だけです。この素晴らしい能力を活かし、理性と知性を持って健康管理に取り組むことが、人生１００年時代を健康に生き抜くために何よりも大切なのです。

第2章

“今のライフスタイル”が
将来の健康を左右する

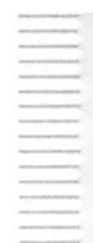

発症段階で理解したのでは遅い

医療技術はめざましいスピードで進化し、これまでは治療の手立てがなかった疾患にも、治癒の可能性が生まれています。しかしその一方で、いまだ特効薬が開発されていない疾患はたくさんあります。例えばアルツハイマー型認知症については、これまでさまざまな製薬会社が研究を進めてきましたが、まだ治療の決定打となる新薬は登場していません。

従来、日本で承認されている認知症の治療薬は脳内の重要な神経伝達物質を分解する酵素を抑えることで認知症の症状を軽減することが目的の薬でした。服用している間は、認知機能は改善するので進行が遅くなったようにみえますが、服用を止めるともとの状態に戻ってしまいます。つまり、認知症の進行そのものを抑えることはできなかったのです。

しかし2023年9月、日本でアルツハイマー型認知症の新薬として承認された抗体医薬品は、アルツハイマー型認知症の原因物質と考えられるアミロイドβというタンパク質と結合し、これを減らす働きを持っています。そのため、アルツハイマー型認知症の進行を遅らせることができる薬として、承認前から大きな注目を集めました。

ところが、この新薬にはある問題があります。この薬が適応になるのはMCI（軽度認知障害）あるいは軽度のアルツハイマー型認知症の患者であり、アミロイドPET検査や脳脊髄液検査によってアミロイドβの蓄積が認められた人だけなのです。中等度以上に進行したアルツハイマー型認知症の人や、MCIや軽度のアルツハイマー型認知症であっても、アミロイドβの蓄積が認められない人は使用することができません。しかも、アミロイドβを減らすことで病気の進行を遅らせることができたとしても、完全に治癒することはできません。

また、認知症はアルツハイマー型認知症のほかにも、レビー小体型認知症や血管性認知症、前頭側頭型認知症などさまざまな種類がありますが、これらはアルツハイマー型認知症と発症のメカニズムが異なるため抗体医薬品を使用することはできません。多くの人が待ち望む「認知症を治す」という使命を持った新薬は、いまだ誕生していないのです。

各種のがんや糖尿病、心不全など重篤な循環器疾患についても同様で、これらを完全に治したり、再発を予防したりする薬は今のところ存在していません。期待できる効果は、せいぜい症状を軽減することや進行を遅らせることくらいであり、病気の根本にアプローチし、確実に退治する薬は開発されていません。

病気を治す特効薬がないという現実は、残念ながら覆すことはできませんが、発想を180度転換し「病気を治すのが無理なら、初めから病気にならなければいい」と考えることはできます。病気を防ぐことで、死の恐怖におびえることなく、通院や治療の負担から解放されます。医療費を心配する必要もなく、これまでどおりの充実した日常生活を続けることができるのです。

病気の早期発見は確かに大切です。しかしもっと大切なのは、病気が発症する前に、その可能性に気づくことです。病気になってから治療を受けるのではなく、病気にかからないように対策をする医療のことを予防医療といい、世界中の科学者や研究機関、製薬会社はもうずいぶん前からこの分野に多大な労力と資金を投入しています。つまり現在は病気を発症する前に予測して対策ができる時代なのです。

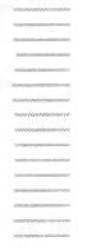

健康に気をつけていても起こり得る突然死

健康のリスクについて話をすると、必ずこんなことを言う人がいます。

「自分は健康に気をつけているから、大丈夫」

「食事の内容にも注意しているし、適度に運動もしている」

「身内にがんや認知症になった人はいないから、自分も発症しないはず」

しかし、どれだけ健康に気をつけていても、残念ながら予期せぬ形で突然命を落とすことがあります。いわゆる突然死です。

「昨日まで元気だったのに……」という人の、突然の訃報を受けたことがある人は、決して少なくないと思います。事故や自殺などの外因死を除き、病気を発症して24時間以内に亡くなることを突然死といいますが、突然死は決して珍しいものではなく、厚生労働省のサイトに掲載されている一般社団法人日本循環器学会 参考人提出資料（2021年10

月）によれば、突然死の発生率は人口の0・1〜0・2％、総死亡の10〜20％だといわれています。

また、「日本職業・災害医学会会誌」に掲載された「突然死の原因研究」によると、突然死の原因として最も多いのは、心疾患によるもので、突然死のうち7割程度を占めるとされています。総務省消防庁の「令和4年版 救急・救助の現況」によると、心臓が原因で突然心停止となる人は、日本では1日に約200人もいるといいます。これは7分に1人の計算です。決して他人事ではありません。

普段から病気であることが分かっていれば、治療薬を日常的に服用し、発作が起きたときの薬を携帯することができます。しかし突然死は多くの場合、なんの予兆も前触れもなく、急に起こるため、手を打つことができなかった、というケースが少なくありません。本人にとってはまさに雷に打たれたようなものであり、何が起きたか分からないうちに死亡した、ということもあります。

独立行政法人地域医療機能推進機構大阪病院の発表によると、突然死は10代の若者から高齢者まで幅広い年齢層に見られますが、特に多いのは、40代や50代の中高年であることが分かっています。男女比を見ると女性に比べて男性のほうが多く、研究によれば、その差は2倍であるとされています。

さらに、予防医学の専門家・川村 孝氏（京都大学保健管理センター長）らの調査によると、突然死は平日よりも週末に多く発生し、日曜日は1・9倍、土曜日は1・36倍の頻度で起きています。特に深夜から未明の時間帯にかけて多く、午前0時から3時までの時間帯は、午前9時から12時の1・71倍の確率で突然死が起きることが明らかになっています。なぜ、平日よりも週末に突然死が多いのかについてはいろいろな意見がありますが、おそらく、平日の疲れやストレスが影響しているのではないかと考えられています。月曜日から金曜日までアクセル全開で働き、週末にほっと一息ついている最中に突然死してしまったというのは、本人のみならず、家族にとってもやりきれない思いを残します。

突然死は誰にでも起こり得ることですが、その一方で、突然死が多い家系は存在します。私もその原因遺伝子を保有していますが、致死的な不整脈の一部は遺伝することが知られており、心臓が原因で突然死した身内がいる人は、あらかじめ心電図検査を行うことで、そのリスクを予測することが可能です。

突然死が多い家系ではなくても、健康診断や人間ドックで心電図検査や血液検査を受けて健康状態をチェックしたり、心疾患のリスク因子となる肥満や運動不足の改善に励むことで、突然死のリスクを下げる努力ができます。実際、突然死を引き起こす人に多いのは、突然死が多い家系の人よりも、「そうでない家系の人」のほうです。それではいったい、遺伝的要因のほかに何が突然死を引き起こすのかといえば、キーワードは「日々の生活習慣」であると私は考えます。

人の進化と今のライフスタイルの不一致が病を生む

約700万年前にチンパンジーとの共通祖先から、ヒト（ホモ・サピエンス）が分岐しました。ヒトとチンパンジーの共通祖先は、果実、木の葉、樹皮、昆虫などを食べていたと考えられています。小型哺乳類の肉も摂取していた可能性があります。ヒトは、長い時間をかけて、「狩猟採集生活」に適応して進化してきました。狩猟採集生活は、食物の多

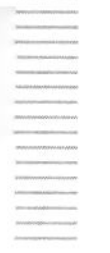

様性と運動量の多さが特徴であり、これがヒトの生物学的な適応に大きな影響を与えました。

例えば、長距離を移動するための持久力や、食物を探すための認知能力が発達しました。チンパンジーなどの大型の類人猿は、1日に約2㎞しか移動できないと考えられていますが、ヒトは20～100㎞以上も歩いて移動できるように進化しました。また、常にお腹がすいていたと推測されています。このような生活に何百万年もの年月をかけて最適化されてきたのが、ヒトの原形であると考えられています。

農耕生活が始まったのは、ヒトの700万年の進化の中では最近のわずか1万年前です。農耕生活は、定住生活と食物の安定供給をもたらしましたが、食物の多様性が減少し運動量も減少しました。この変化は、ヒトの健康に大きな影響を与えました。例えば、炭水化物の摂取量が増加し、糖尿病や心血管疾患のリスクが高まったと考えられています。その後、18世紀後半に始まった産業革命で、ヒトの生活は劇的に変化しました。機械化と都市化が進み、生活環境が大きく変わり、ロール製法という方法で精製した白い小麦粉も利用されるようになりました。20世紀後半から始まった情報化社会は、デジタル技術の進化により、生活の多くの側面が変わりました。農耕以降のこうしたライフスタイルの変化は、ヒトの進化生物学的な適応環境とは大きく異なり、食物の多様性が失われ、50人程度の群れで暮らしていたヒトにとっては、その10倍、100倍もの人々との暮らしのなかでのつながりでストレスが生まれます。そして、狩猟採集生活に適していた体にとって、数多くの病気の原因が引き起こされていると考えられています。

現代の日本人の西洋式ライフスタイルは、ヒトの進化の過程で形成された生物学的な適応環境と大きく異なります。この不一致が、現代の病気の多くを引き起こしていると考えられています。例えば、座りがちな生活や高カロリーの食事は、肥満、糖尿病、心血管疾患などのリスクを高めます。ヒトは歩くことで健康を維持できると考えられていますが、車社会はその機会を奪っています。また、ストレスや睡眠不足も、精神的な健康に悪影響を与えます。

休日に森に入り、風の音を感じることや、夕方に星明りの下で過ごすことで心のバランスを取り戻し、深い呼吸に安息を感じる人も多いと思われます。ヒトの進化の過程で形成された生物学的な適応と現代の西洋式ライフスタイルの不一致が、病気の多くを引き起こ

していのであれば、私たちの健康を守るために自分が進化してきた環境特性を理解し、それに合った生活を送ることが重要であるとの指摘も納得がゆくはずです。

病気の8割は生活習慣により起こる

病気の原因となるものにはさまざまなものがあります。遺伝もその一つですし、太陽光や環境ホルモン、汚染物質なども病気の原因になります。幼少期の疾患が成人後、別の疾患となって出現することもあります。

しかし、病気の原因はもっと身近なところにあることが多いのです。例えば、毎日の食事、運動、そしてストレスなど、日々の「生活習慣」が大きな影響を及ぼしています。ハーバード大学の研究により、現代の病気の8割は生活習慣が原因で引き起こされるものだということも分かっています。

生活習慣と病気の関係性については、多くの調査が行われています。例えば「仕事や勉強で椅子に座る時間が長いと、寿命が短くなるリスクが高まる。11時間以上座る人は死亡リスクが40％高まる」という調査結果があります。スポーツ庁によると、世界の平均では1日に椅子に座る時間は4時間ですが、日本のホワイトカラーの人々の座る時間は11時間に及びます。このため、日本のホワイトカラーの人たちは、椅子が原因で本来の寿命を削っている可能性も考えられます。

また、ブルーライトを浴びることも健康被害をもたらすことが分かっています。例えば、就寝前にスマートフォンを見ることでブルーライトを浴びると睡眠の質が低下し、その結果、循環器疾患のリスクが高くなることが指摘されていますし、また、２０２０年にアメリカの科学誌「Sleep」に発表された論文によれば、眠れないことでうつ病の発症率が上昇することも明らかになっています。

そのほかにも「精製された糖質を取ると、がんや循環器系の疾病リスクが22％上昇する」という報告もあります。英国のインペリアル カレッジ ロンドンで行われた研究から、「ソーセージやチキンナゲット、ポテトチップス、クッキーなどの超加工食品消費量が10％増えるごとに、がん全体による死亡率は6％増加する。さらに乳がんでは16％、卵巣がんでは30％、それぞれ死亡率が増加する」ということも分かっています。「超加工食品」（Ultra-Processed Foods）という言葉はあまり聞きなれないかもしれませんが、米国糖尿病学会（ＡＤＡ）では「糖分や塩分、脂肪を多く含む加工済みの食品。硬化油、添加糖、香味料、乳化剤、保存料など添加物を加え、工業的な過程を経て作られる、常温で保存でき、日持ちを良くしてある食品」と定義されているもので、私たちの日常にとってごくありふれた食品です。

この超加工食品についてはさまざまな研究が進められており、スペイン・ナバラ大学の研究グループの調査によると、「超加工食」を1日4サービング（1日1～2食程度）以上食べると、全死因の死亡率が62％も上昇することが明らかになっています。日本人は1日における総エネルギー摂取量のうち、平均すると3～4割程度、超加工食品から取っていることが東京大学の調査から分かっているので、いったいどれだけ多くの人が、毎日の食生活を原因としてさまざまな病気の発症を招いているか、想像するだけで恐ろしくなります。

食事だけでなく、運動習慣が健康に与える影響についてもさまざまな研究が進められています。以下がその一例です。

- 運動習慣がない人ががんで死亡する確率は、平均的な人の2倍以上、積極的に運動を行っている人の約4倍高い。
- 運動習慣がない人は、ある人と比較して、脳梗塞の危険度は2倍以上、心臓病の危険度は2倍程度になる。
- 運動習慣がない人が大腿骨頸部(だいたいこっけいぶ)を骨折するリスクは、平均的な人に比べて1・4倍以上高い。

なかには、運動する習慣がないからといって、死ぬことはないだろうと高を括っている人もいるかもしれませんが、それは間違いであると厚生労働省も発表しています。

少し古いですが2013年、厚生労働副大臣の会見によれば、日本における運動不足による死亡者数は、喫煙、高血圧に次ぐ第3位であり、その数は年間約5万人であることが明らかになっています。

なぜ運動不足になると死亡率が上がるのかといえば、さまざまな理由が考えられます。運動不足になれば体力や全身持久力が低下し、筋力が衰えます。筋力が衰えると、立つことや歩くことなどの移動能力が低下し、仕事や家事、外出といった活動の機会も減少してしまいます。その結果、家にとじこもりがちになり、人との接触機会も減って、気分が落ち込んだり、自分の体調に無関心になったりすることが多くなります。

また、運動不足は耐糖能異常、脂質異常、高血圧、肥満などの生活習慣病の発症リスクを高めることが分かっており、その結果、糖尿病や心筋梗塞、脳卒中などの発症リスクが高まり死亡リスクが増大します。

多くの人は食事や運動など、毎日何気なく行っている行動が死亡率を高める可能性をはらんでいることに気づくと途端にドキドキして、「自分は大丈夫だろうか」「自分の生活習慣は間違っていないだろうか」と心配になると思います。しかし、そこでこれまでの生活を反省し「よし、明日から生活を改め、良いものを食べてきちんと運動するようにしよう」と心を入れ替えても、多くの人はなかなかそれを継続することができません。なぜなら人間の行動は90％以上が無意識に行われており、行動を改めたり、新しいことを習慣化したりするためには強い意志と努力が必要になるからです。

同じＤＮＡを持つ一卵性双生児でも、体質や病気は異なる

一卵性双生児は同じ受精卵から生まれます。そのため、二人が持つＤＮＡ（デオキシリボ核酸）は同じです。ＤＮＡは、いわば「生命の設計図」であり、髪の毛や目の色、身長、体質、病気のなりやすさなどはすべてＤＮＡに情報が記載されています。

一卵性双生児の場合、このＤＮＡが同じなのですから、理論的には見た目も、体質も同じはずです。遺伝子ですべてが決まるのであれば、生涯を通して発症する病気も同じで、病気で死亡する場合は、その死因も同じであるはずです。しかし実際には、一卵性双生児であっても、体質が異なり、違う病気を発症します。

ここで「ディオンヌ家の五つ子姉妹」についてご紹介します。五つ子姉妹は１９３４

年、カナダのオンタリオ州で誕生しました。予定日より2カ月早い出産となり、片手で持てるほど小さな体で生まれてきましたが、生まれ持った病気などはなく、幼少期は産科医の保護下におかれて育てられました。世界で初めて全員が幼児期以降まで健康に成長したことから、「奇跡の五つ子」として一躍話題となりました。

五つ子は一卵性であり、5人はほぼ同じ遺伝形質を持っていたことが明らかになっています。一卵性の双子は珍しくありませんが、五つ子以上の多胎児で一卵性であるのは非常にまれで、その意味でもディオンヌ家の五つ子姉妹は世界中の生物学者から大きな注目を集めました。

「一卵性であれば、体質も、なりやすい病気も同じに違いない」

世界中の生物学者はそう考え、彼女たちの成長を見守りましたが、その考えは誤りであることが、やがて証明されました。

五つ子姉妹のうち3人はすでに亡くなっていますが、その死因がいずれも異なるものだったからです。その3人のうち、最初に亡くなったのは出生順が4番目だった女性です。彼女は20歳のとき、てんかんが原因で死亡しました。続いて5番目に生まれた女性は

35歳のときに血栓症で、さらに1番目に生まれた女性は67歳のとき、がんで死亡しました。

同じDNAを持つ彼女たちがまったく異なる原因で死亡したということで、遺伝だけでなく、生活環境や習慣の違いが健康や寿命に大きな影響を与える、ということがよりいっそう明確になりました。双子などの多胎児は遺伝（＝生まれ）と環境（＝育ち）のどちらから強い影響を受けるのか、これまでさまざまな論争が展開されてきましたが、この五つ子姉妹の事例により、一つの結論が得られました。さらにその後も研究が進み、２０１５年、学術誌「ネイチャー・ジェネティクス」に掲載された、世界の双子研究に関する包括的レビューによれば、「平均すると、本人の特性や疾患に対し、遺伝と環境が影響を及ぼす可能性は、ほぼ同等である」という結論が掲載されています。

一卵性の双子であれば、体質も、なりやすい病気もほぼ同じではないかと考えられていた時代から比べれば、こうした知見が得られたのは、非常に大きな進歩でした。なぜなら生活環境や習慣など、育ち方が人間の健康に対して想像以上に大きな影響を与えるという事実が、双子など多胎児を対象にした研究で明らかになったことで、これまで以上に生活習慣を意識する人の数が増えたからです。また、DNA検査、遺伝子検査は非常に優れた手法で重要な情報を与えてくれますが、「汝自身を知る」という目的では、情報は不十分とも言えます。

飽食時代の栄養失調

食事や運動、睡眠など生活習慣にはさまざまな要素がありますが、そのなかでも健康に大きな影響を与える因子の一つは食事です。人間の体は食べたものによって作られており、食べ物は活動のエネルギーになるだけでなく、筋肉や皮膚、血液など、ありとあらゆるものを作る材料になるからです。

日本人の食にまつわる問題については、いろいろなことが指摘されていますが、とりわけ現代の課題は飽食時代の栄養失調です。現代は食べ物が豊富で、身の回りにはさまざまな食材があふれています。それにもかかわらず隠れた栄養不足に陥っているケースが多数報告されています。従来の「食べ物が不足する」栄養失調とは異なり、豊かな食生活のなかで栄養バランスが崩れている状態で新型（現代型）栄養失調（障害）などといわれることもあります。

なぜ、こうしたことが起きるのかというと、さまざまな原因が指摘されます。まず挙げられるのは、食生活の変化です。日本の伝統食である和食には、ミネラルやビタミン、食物繊維などが豊富に含まれていましたが、近年、食生活の欧米化が進んだことにより、脂質やカロリーが多くなる一方、ビタミンやミネラルなどの栄養素が不足するようになりました。

また、いわゆるジャンクフードを多く取るようになったり、白米や白砂糖などの精製された食品の摂取が増えたり、加工食品が食卓に頻繁にのぼることも、栄養失調に拍車をかけています。「Journal of the American College of Nutrition」２００４年12月号に発表された論文によると、野菜に含まれる栄養素自体が低下していることが報告されています。さらに、現代人の腸の働きが低下し、栄養の吸収が十分に行われないことも、栄養失調の一因として指摘されています。

新型栄養失調に陥ると、不眠や疲労感が起きたり、風邪をひきやすくなったりするほか、便秘気味になる、冷えが生じる、イライラしやすくなるなどの症状も見られます。また、抜け毛やシミ、シワが増えるなど見た目にも大きな変化が生じることもありますし、骨がもろくなることで骨折のリスクが高まることもあります。怖いのは新型栄養失調の場合、「栄養素が不足している」という事実を自覚しづらいことです。食事を取れず、エネルギーが不足している従来型の栄養失調であれば、体になんらかの不調が現れると「食事が取れていないから」と容易に推測することができます。

しかし新型栄養失調の場合には、食べているものが加工食品やスナック菓子ばかりだったとしても、自分では「食事をしている」という感覚がありますから、体に不眠や疲労感などの症状が現れても、原因が食事のせいだとはなかなか気づきません。体の不調が治らず、原因を追求するためにいくつもの病院をまわったり、何種類ものサプリメントを服用したりします。しかし日々の食事に原因があるわけなので、そもそもの原因を改善しない限り、不調を解消することは困難です。

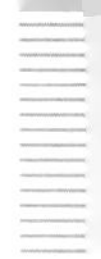

食物繊維の不足が万病のもとになる

ビタミンやミネラルなど、人間が生きるうえで大切な栄養素はたくさんありますが、そのなかでも、現代人に不足しているのが食物繊維です。「食物繊維が不足すると便秘になるのでしょう?」と考える人も多くいます。「私は普段、快便だから問題ない」と余裕を示す人もいます。

しかし食物繊維の不足は、ただ便秘になるだけではありません。食物繊維は生活習慣病と深い関わりを持っており、不足すると肥満や脂質異常症、糖尿病、高血圧などの生活習慣病を発症するリスクが高まります。なぜかというと、肥満や脂質異常症などの生活習慣病は脂質や糖、ナトリウムなどの成分を過剰に摂取することで起きるケースが多く、食物繊維はこれらの成分を吸着して体の外に排出する働きがあるためです。さらに、食物繊維はがんとも深い関わりがあります。例えば食物繊維摂取量が非常に少ない人は、大腸がんのリスクが高くなる可能性があることが、国立研究開発法人国立がん研究センターの調査により明らかになっています。

食物繊維は野菜や果実、穀類などさまざまな食品に含まれており、大きく分けて水に溶ける水溶性食物繊維と、水に溶けない不溶性食物繊維の2種類があります。「令和元年国民健康・栄養調査」における、1日当たりの食物繊維摂取量（総量）は、20歳以上男女の平均値で18・8gでした。実は、2009〜2018年の食物繊維摂取量（総量）が14・1〜15・2gであったのに比べれば、増えていることが分かります。

食物繊維の摂取量が減っているといっても現状は増えているのではないか、と思われるでしょう。しかし、食物繊維の摂取量を検討するうえで大事なのは、どの食物から食物繊維を摂取しているかということです。

食物繊維の種類によって体に与える影響は違います。特に、糖尿病についていえば、糖質の過剰摂取はますます血糖値を上昇させるため禁忌です。そのため、糖尿病を予防するのに食物繊維が役立つといっても、糖質を多く含む食べ物から大量に食物繊維を取ろうとするのは誤りです。「どの食物繊維が、糖尿病の予防に有効か？」を考えながら、適切な

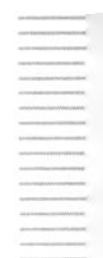

食べ物を選択することが必要です。

「令和元年国民健康・栄養調査」において、食品群別での食物繊維摂取量（総量）を見ると、穀類からの摂取量が6・6g、特に米からの摂取量は4・4gと最大であり、ついでイモ類からの摂取量が1・4gとなっています。

つまり、食物繊維の摂取量が増えているとはいえ、「もと」となる食べ物を調べてみると米やイモ類の摂取が増えているに過ぎず、それでは糖尿病を予防するどころか、発症に拍車をかけることになりかねません。

よって、栄養素はただ闇雲に取ればいいのではなく、「何を」「どれだけ」「どこから」摂取しなければいけないのかを、しっかり考えなければいけないのです。

そこで、いま注目を集めている食事法の一つとして「プラントベース・ホールフード」があります。これは、極力加工されていない、まるごとの植物性食材を食べることを基本とする食事法で、特にアメリカにおいて、健康意識の高い人の間で人気が高まっています。

例えば米について考えると、白米は精製されているのに対して、玄米はもみがらを取り除いただけで、ぬかや胚芽がそのまま残されています。そのため、白米に比べてビタミンやミネラルの含有量が多く、主食を白米から玄米に変えることで、本来摂取できる栄養を極力損なうことなく摂取できます。また、プラントベース・ホールフードの食事法では、野菜や果物はできるだけ皮を剥かず、そのまま食べることが推奨されます。種や茎、葉なども可能な限り、残さず食べます。なぜなら野菜や果物の皮や葉など、一般に廃棄されている部分にも、人間に役立つ栄養素が含まれているからです。

前述のとおり食物繊維は、実の中心よりも皮に多く含まれている場合がありますし、また、皮には活性酸素から実を守るため、抗酸化作用のあるβカロテンやビタミンC、ビタミンEなどが多く含まれています。さらに皮は虫や鳥などから実を守るため、渋みや香りのもととなるフィトケミカルなどもたくさん含んでいます。

これらの栄養素は人間にとっても非常に有用で、食糧事情が今ほど豊かではなかった時代には、野菜や果物はできるだけ皮や茎、葉ごと食べるため、さまざまな調理法が開発されてきました。

ステイホームによる体重の変化（2020年2月～5月）

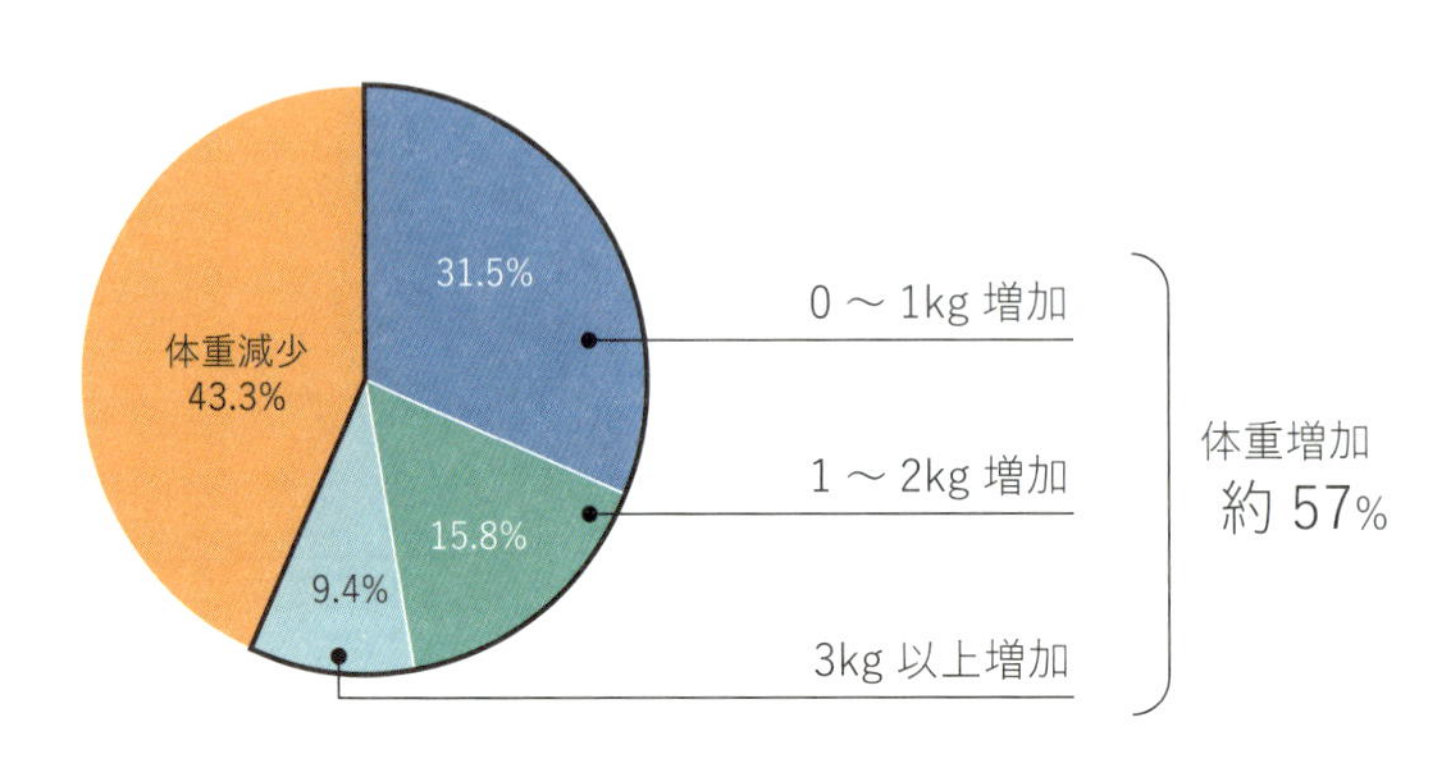

NHK きょうの健康『コロナ太りにご用心！「肥満は万病の元」』をもとに作成

「運動不足」に悩む人々

運動は、健康を維持するための重要な要素の一つです。厚生労働省も国民の健康づくりを進めるうえでの基本方針「健康日本21」において、「身体活動量が多い者や、運動をよく行っている者は、総死亡、虚血性心疾患、高血圧、糖尿病、肥満、骨粗鬆症、結腸がんなどの罹患率や死亡率が低い」と発表していますし、運動がメンタルヘルスにも良い影響を与えることは、さまざまな研究により

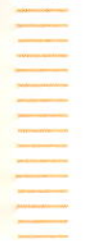

運動・スポーツを実施した頻度(年間日数)の推移

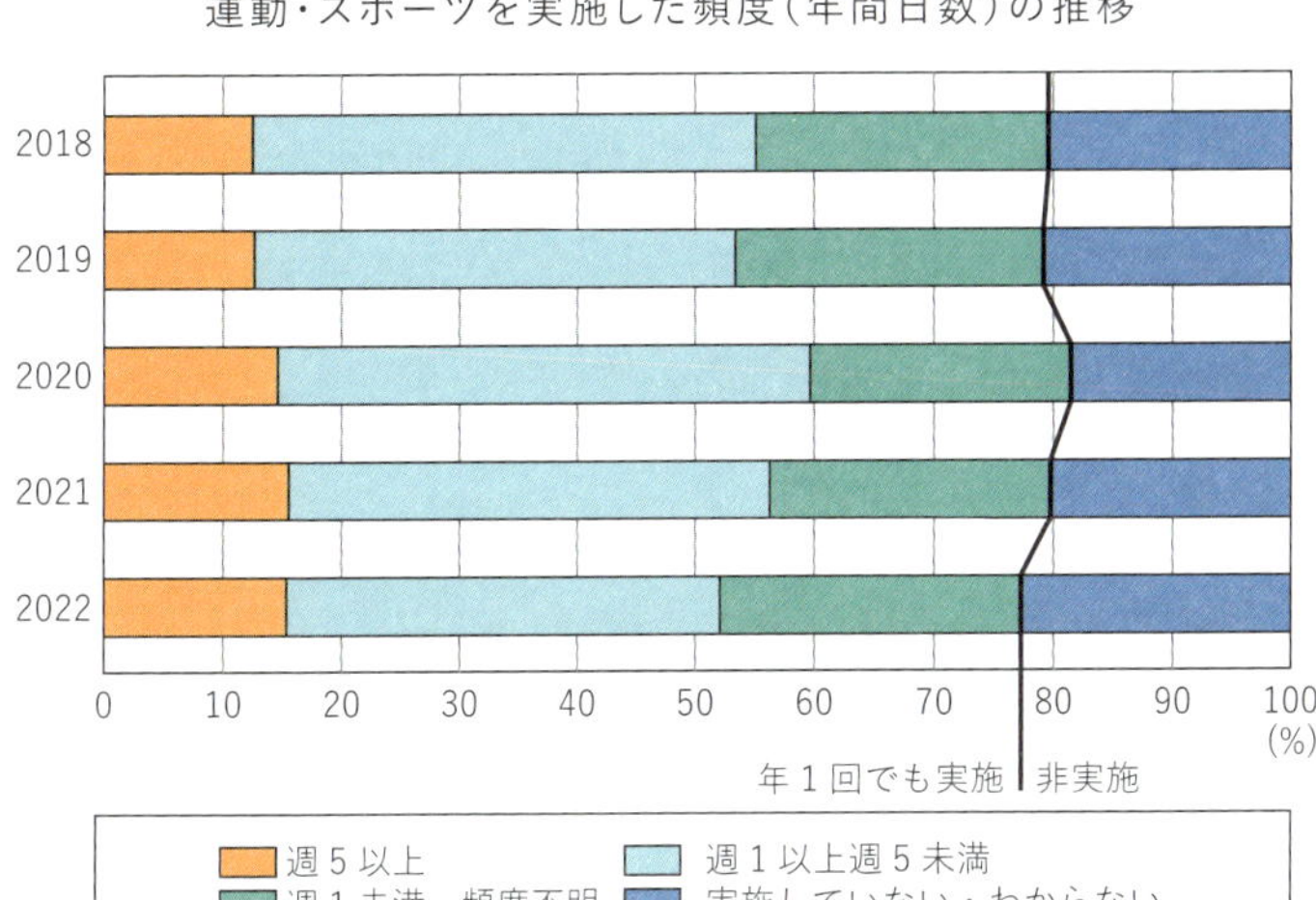

スポーツ庁「スポーツの実施状況等に関する世論調査」をもとに作成

明らかになっています。

最近、日本人の運動習慣に大きな影響を与えたのは、新型コロナウイルスの感染拡大です。2020年以降は感染拡大を防止するため、不要不急の外出を自粛するよう呼びかけられましたし、また、リモートワークが推奨されて在宅勤務になった人も少なくありませんでした。その結果、多くの人にとって外出の機会が減少したため活動量が低下しました。運動不足や体力低下、体重増加などを招いた人も大勢います。いわゆるコロナ太りといわれる現象です。ヘルスケアサービス企業であるリンクアンドコミュニケーションの発表によると2020年2~5月、ステイホームにより体重が増加した人の割合は57%にも迫り、3kg以上増加した人も約10%存在したことが分かりました。

その一方で、改めて健康ということに対して意識を向けるようになり、健康習慣や運動習慣の見直しをする人も増えました。在宅勤務になり、通勤の必要がなくなったことでこれまで以上に自由な時間が増え、運動を始めた人も少なくありませんでした。

オンラインフィットネス配信サービスが次々と誕生し、Buildsが行った「フィットネス経験者のコロナ禍におけるフィットネス利用実態調査」によると、フィットネス経験者のうち約8割が外出自粛をきっかけに利用を始めたことが分かりました。これまでまったく運動をしたことがなかった人にも、「自宅で隙間時間を利用して、マイペースで運動できる」という気軽さがうけて、爆発的な人気となったのです。

また、誰とも接触することなく、自分のペースでコツコツと続けられるということから、ランニング人気も急速に高まりました。「スポーツライフに関する調査」（笹川スポーツ財団）によると、2020年にはランナー人口が過去最多になったということです。

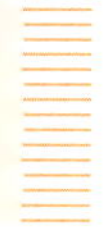

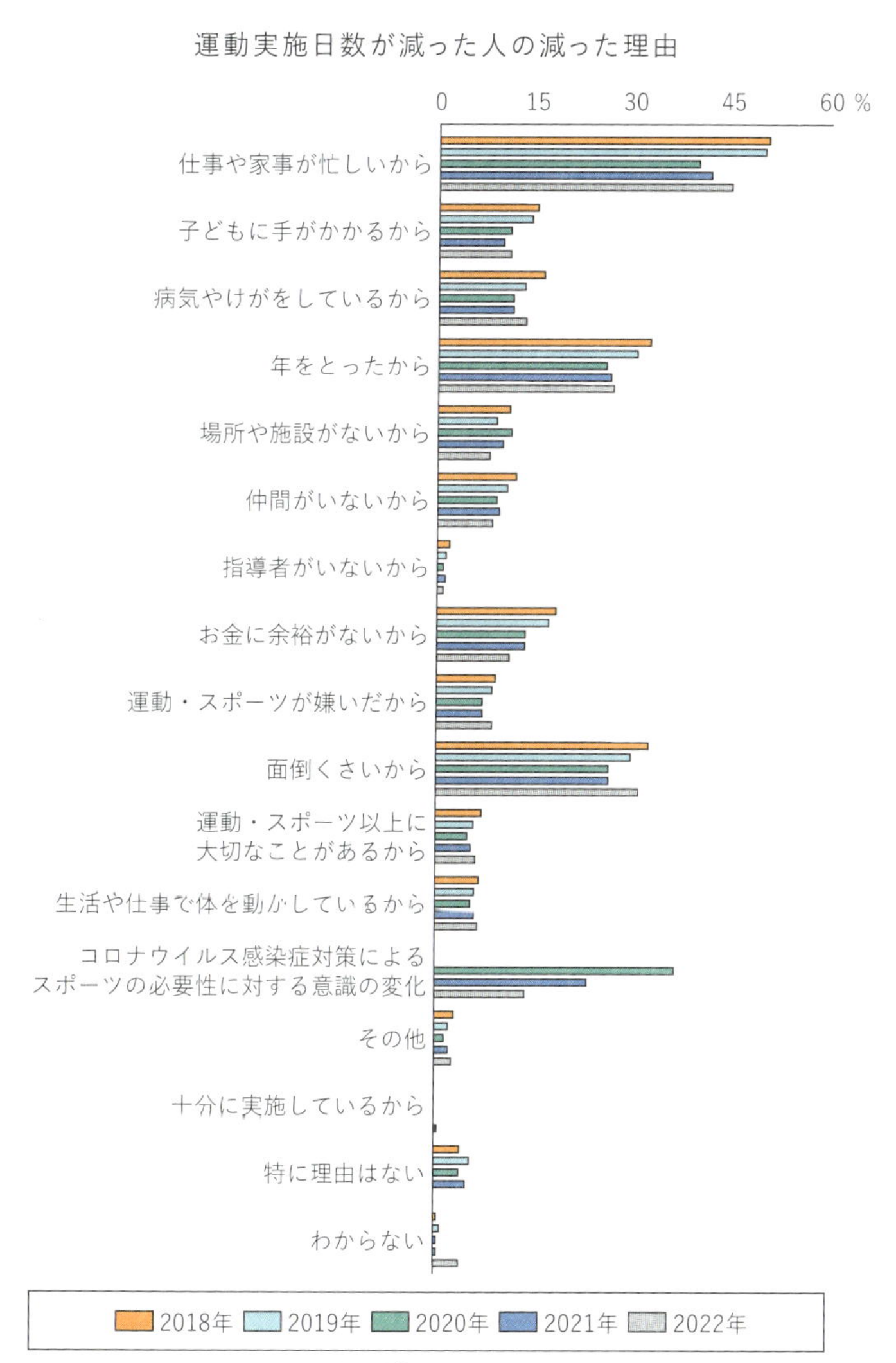

スポーツ庁「スポーツの実施状況等に関する世論調査」をもとに作成

ただし、そうした習慣はアフターコロナの現在でも続いているのかというと、必ずしもそうとはいえないことが、調査により明らかになっています。

また、スポーツ庁「運動・スポーツを実施した頻度（年間日数）の推移」によると、運動やスポーツを年1回でも実施した人の割合は、コロナ禍前の2018年や2019年には80％弱でしたが、新型コロナが広まり始めた1年目（2020年）には、80％を超えました。しかし2021年、2022年と2年連続で「運動・スポーツを年1回でも実施した人」の割合は低下し、2022年には、「年1回でも実施していない」という人の割合がこの5年間で最多となりました。

その一方で、週5日以上運動をしていると答えた人の割合は、2018年や2019年には12％余りでしたが、新型コロナ1年目の2020年以降は14～16％と高くなっています。

これらの結果から分かることは、コロナ禍を挟み、運動をする人としない人が二極化しているということです。

運動やスポーツの実施回数が減少した人に理由を尋ねると、「仕事や家事が忙しいか

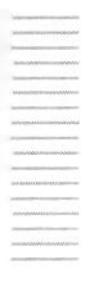

ら」が最も多く、続いて、「年をとったから」「面倒くさいから」などの理由が挙がってきました。「健康を維持するためには運動が必要」と頭では理解していても、それを実現することがどれだけ難しいかが、この結果からもうかがえます。

ライフスタイル・メディスン

多くの疾患は喫煙、不健康な食事、運動不足、アルコール摂取、ストレス、睡眠などの生活習慣に起因することが知られています。例えば不規則な食生活や栄養バランスの悪い食事が続けば、やがて肥満体型になっていきます。

肥満になれば脂質異常症や糖代謝異常、高血圧、脂肪肝などが起こりやすくなりますし、肥満によって動脈硬化が進行すれば狭心症や心筋梗塞、脳卒中など命に関わる疾患の発症リスクを高めます。また肥満は睡眠時無呼吸症候群や、女性であれば月経異常や不妊、それから整形外科の領域では変形性関節症や変形性脊椎症などのリスクを高めます。

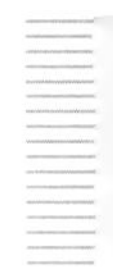

肥満が招く疾患は、単独で発症するというよりも、複数が同時多発的に発症し、相互に影響しながら進行するため、その怖さを理解することが重要です。

現在、日本の医療体制は完全な縦割りになっており、心臓が悪ければ循環器科、脳の病気は脳外科、女性の疾患は婦人科など、それぞれの臓器や症状によって扱う科目が異なります。しかし、もとをたどれば原因は肥満という、一つの病態です。肥満から派生して発症した疾患は、本来であれば横断的に扱われるべきなのです。

しかも一つひとつの疾患は経過が長く、根気よく治療にあたることが求められます。もちろん、治療のうえで最も大事なのは肥満を解消する、つまり、生活習慣を改善するということですから食事や運動、睡眠など多岐にわたってアドバイスする役割も必要です。そうした見解のうえで誕生し、アメリカを中心に発展しつつあるのが「ライフスタイル・メディスン」という考え方です。

ライフスタイル・メディスン（ライフスタイル医学）は、「多くの疾患はライフスタイルに起因する」という考え方に基づき、食事療法や運動療法、ストレスマネジメントなどを処方することで慢性疾患を治療・予防したり、本来の体調に戻したりするよう、コントロールすること」と定義されます。

ライフスタイル・メディスンでは、植物性の全体食、運動療法、ストレス管理、禁酒・禁煙などを一人ひとりに合わせて治療法を処方しますが、この特徴は、「ライフスタイルを修正することを、一つの治療方法としてみなす」という点にあります。

従来の医療は、それぞれの疾患に対して薬剤を処方したり、内科的あるいは外科的治療を講じたりなど、疾患ありきのスタイルが一般的でした。しかしこれでは、「がんにはこの治療」「高血圧にはこの治療」というように、結局疾患と治療のイタチごっこに過ぎず、病気の根本にたどり着くことができなければ、いつまでも治療に終わりはありません。

しかしライフスタイル・メディスンは、病気を作り出している原因（＝誤ったライフスタイル）に対してダイレクトにアプローチし、鋭く改善策を見つけ出します。そのため、「肥満を解消するためにライフスタイルを改善する治療を行ったら、少しずつ痩せ始めただけでなく、心臓病や高血圧、糖尿病なども改善した」というふうに、たくさんの効果が複合的に出現することもあるのです。

アメリカでは２００４年にアメリカン・ライフスタイル・メディスン大学（ACLM）が

開校し、たくさんの医療従事者がライフスタイル・メディスンを改めて学び直していま
す。日本でも少しずつこの考え方に賛同する医療従事者が増えており、今後、医療の中核を担うのではないかと期待されています。

自分に合った生活習慣改善法を探ることが大切

ライフスタイル・メディスンを実践するうえで大切なことは、自分に合った方法で生活習慣を改善するということです。例えば肥満で悩んでいる人の場合、全員に共通するゴールは「肥満を改善し、それに起因する疾患を解消する」ということですが、そこへ至るためのアプローチは人それぞれです。

糖質の取り過ぎが肥満の原因になることもありますし、運動不足が関係することもあります。

さらにいえば、「糖質を取り過ぎている」と一言でいっても、単純に食べ過ぎが原因で

ある場合もあれば、体質的に糖質を代謝するのが苦手なことが関係していることもあります。肥満という病態は同じでも、肥満を招いている原因は人それぞれで、100人いれば100通りの肥満パターンがあるといっても過言ではありません。だからこそ、確実に健康効果を期待するには、自分に合った健康習慣の改善法を知るべきなのです。

とはいえ、自分に合った健康習慣の改善法を知るのは、そう簡単なことではありません。医学書に書かれていることは多くの場合、一般論ですし、十分な医療知識がなければ、自分の健康問題の原因を的確に探り当てたり、それを改善するための方法を理解したりすることは不可能です。そのため、多くの人が自分の健康のことを医師などに委ね、「自分にはよく理解できないので、先生にお任せします」となってしまいます。しかし健康は、自分にとって最も貴重で価値のあるものです。自分の命をすべて他人に預けてしまうことがどれほど怖いか、容易に想像がつくはずです。

ライフスタイルを一つの治療法として捉えるライフスタイル・メディスンのメリットは、健康になるための治療の主体者が、自分であるということです。生活習慣改善のアドバイスは医師など医療従事者から受けるとしても、それを頭で理解し、日々の生活へ落とし込み、着実に実行して自分なりの最適解を見つけていくのは、あくまでも自分です。自分が主体となって自分の健康を考えることができれば、例えば自分のライフプランをリアルに思い描くことができますし、将来設計も立てやすくなります。家族など身近な人の健康管理に対しても、積極的になることができますし、明るくポジティブな気持ちが芽生え、それが周囲の人たちへも伝播(でんぱ)していくようになります。

すべての人が自分の健康問題ときちんと向き合い、主体的に健康を獲得することができれば医療費の高騰、医療格差、介護問題など、日本社会が直面している多くの課題は改善されるはずです。一人ひとりが自分の健康を自分ごとと捉え、主体的に行動できる社会に変わっていけば、世界にはもっとポジティブで明るい未来が待っているのです。

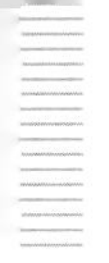

健康寿命とウェルビーイング

現代の医療は、個々の生活習慣を改善することによって健康を維持する方法に注目しています。私たちの健康管理において、どのように日常生活を送り、自分の健康を保つかがますます重要になってきています。

1948年に発効されたWHO憲章は、前文において「健康」を次のように定義しています。

「健康とは、病気ではないとか、弱っていないということではなく、肉体的にも、精神的にも、そして社会的にも、すべてが満たされた状態にあることをいいます（日本WHO協会仮訳）」

健康というと、まず病気でないことやけがをしていない状態を思い浮かべると思います。確かに、「健全なる精神は健全なる身体に宿る」といわれることもありますし、肉体と精神は表裏一体であり、肉体が健康であれば、その肉体で育まれる精神も健康である、というのは当然と考えられます。

しかし、肉体と精神が健康というだけでは、真に健康とはいえません。WHO憲章によれば、精神的にも満ち足りた状態であり、なおかつ、社会とのつながりを持っていなければ健康とはいえないのです。

例えば、他者と関わりがなく常に家で一人きりで過ごして、孤独感に苛まれている人は、たとえ長寿であっても真に健康とは言えないかもしれません。人は社会的なつながりを持ち、誰かに必要とされたり、誰かの手助けを借りたりしながら社会と関わり続けることで、初めて社会的に健康であると言えるのです。

「社会的に健康」とは、いったいどういうことかと考えるとき、このWHO憲章の原文を見てみると、そのなかにヒントがあります。

原文では次のように述べられています。

“Health is a state of complete physical, mental and social well-being and not merely the absence of disease or infirmity.”

ここで注目したいのが、well-being（ウェルビーイング）という単語です。原文は、physical（肉体的）、mental（精神的）、そしてsocial（社会的）にもwell-being（ウェルビーイング）の状態であることを、Health（健康）という、と記載されています。

ウェルビーイングとは何かというと、もともとの英語のつづり（well-being）を見れば想像がつくとおり、「よくある」「よくいる」状態と定義されるのが一般的です。これは「健康的な・幸せな」を意味する、16世紀のイタリア語「benessere（ベネッセレ）」を始源とする、と考えられています。

しかし日本人にとってウェルビーイングという言葉はあまりなじみがなく、意味合いが漠然としているため、「要するに、どういう状態のことを指すのか？」と疑問を持つ人も多いと思います。もしウェルビーイングの意味を直感的に理解しようと思うなら、「幸福である」「充実している」「満たされている」という様子をイメージすればよいと思います。仕事に誇りを持ち、毎朝、元気に会社へ出掛けて行く人と、仕事がつまらないと感じ、暗い顔をして毎朝会社へ向かう人とでは、どちらがウェルビーイングの状態であるかは明らかです。家族や恋人、友人たちとつながりを持ち、困ったことがあったらなんでも相談できる人間関係を築いている人と、誰ともつながりを持たず常に孤独を感じ、誰かに相談したいことがあっても相談相手のいない人とでは、どちらがウェルビーイングの状態であるかは明白です。

このように、ウェルビーイングかそうでないかは、国籍や文化、年齢を問わず誰もが直感的に見分けることができます。だからこそ、世界中の人たちに公布されるＷＨＯの定義でも、well-being という単語が選択されたのだと思います。

現在、ウェルビーイングという言葉が急速に注目を集めるに至った背景には、価値観の変化があります。利益をひたすら追求する競争主義を優先した結果、地球規模で環境の悪化や貧富の格差拡大など、さまざまな社会問題が発生しました。そうした反省から調和の取れた、より良い社会を目指そうという動きが世界的に高まり、ウェルビーイングの志向が高まってきました。

真のウェルビーイングを目指すためには、肉体、精神、社会という、３つの側面から考える必要があります。つまり、単に肉体をこの世に長らえ、長寿をまっとうできたとしても、精神的、あるいは社会的に貧しく、豊かではない人生であれば、それは真のウェルビーイングとはいえず、健康とも呼ぶのは難しいのです。

元米国大統領も提唱。今後は医療の「個別化」が主流になる

病気を治す医療も、そして、将来的な病気を防ぐ予防医療も、現在は「個別化」の道を歩んでいます。つまり、一人ひとりの個体差を意識して、その人に最適な治療法を選択する、という考え方が広まっています。

2015年1月、当時アメリカの大統領であったオバマ氏が一般教書演説のなかで、“Precision Medicine Initiative（日本語に訳すと「精密医療」）”の立ち上げを宣言しました。

これは、平均的な患者を対象とした従来型の標準医療から脱却し、一人ひとりの遺伝子や生活環境、生活習慣などの違いを考慮して、その人に合わせた予防や治療法の確立を目指す、というものです。

そもそも同じ疾病であっても、患者がたどる経過は人それぞれですし、誰にでも合う万能薬も存在しません。それでも現在の医療では、ガイドラインに沿った標準的な治療が提供されるのが一般的で、それに合致しない治療を行った場合には、ガイドライン違反として医師らが罰せられることもあります。そのため、同じ治療をしても、誰にでも効果が出るわけではないと思いながら標準治療を行っている医師もなかにはいるのです。

しかし現在、その限界が見え始めています。全ゲノム配列の決定や、高精度な解析を可能にした次世代シーケンサー等の影響もあり、もはや、誰にでも合う標準治療を行う現代の医療では、治せない病気や症状があることが明らかになってきました。そもそも病気は単独で発症するのではなく、遺伝や体質、生活習慣などが複数絡み合うことで発生しているものである以上、それらの考慮がほとんどない標準治療では、限界があるのは当然です。

そのことに深くメスを入れたのが、オバマ元大統領の提唱した“Precision Medicine Initiative”であり、これからは個々の患者のライフスタイルや生活環境、遺伝子など個人的特性を考慮に入れながら、予防や治療法の確立を目指すことが必要なのです。

車の修理を考えれば、もっと分かりやすいと思います。修理工場に調子の悪い車が持ち込まれたとき、整備員はまず車をじっくり調べ、どこにどのような問題があるのか、一つひとつ可能性を考えます。エンジンまわりに原因があるのか、それとも電気系統にトラブルがあるのかなど、車によって故障の原因は違います。同じくエンジンまわりに原因があるとしても、エンジンがオイル漏れを起こしているのか、オーバーヒートが起きているのか、プラグに問題があるのかなど、個々のケースによって判断しなければなりません。

車の整備マニュアルはあっても、故障の内容は車によって違うのですから、今、目の前にあるこの車のどこに問題があるのかまでは、当然ながらマニュアルに記載されていません。ですから車をじっくり見て、トラブルの種を見つけるしか解決の手段はないのです。

しかしこれが人間になると、医師はガイドラインなどの診療マニュアルをもとに「血圧が高くなるのは塩分の多いものを食べているから」と考えがちです。そして減塩を指導し、降圧剤を処方します。このような治療では患者の把握が不十分です。本来であれば本人の年齢や体質、体格、現在の体調、既往歴などに合わせて、「なぜ高血圧になったのか？」「何をどう変えれば、血圧は下がるのか？」を考慮しながら薬剤を選択し、その人に適した治療方法を考えなければなりません。ところが、実際はほとんどが誰に対しても標準的な治療をしています。

一人ひとりに合わせた個別医療を提供するには、一人ひとりの生体データが必要です。幸いにも、高度に医療科学が進化している現在では、生体データを探り当てるのに必要な先進機器が開発されているのですから、それを使わない手はありません。これからは高度化された先端技術を活用し、データを見ながら判断する、データ医療の時代です。

医療の世界では医薬品の治療効果や副作用などに関する「実臨床」のデータを収集・蓄積し、臨床現場で得られる診療行為に基づく情報を集めた医療ビッグデータであるリアルワールドデータ（RWD）として整備し、創薬や病気のメカニズムの解明などに役立てようという動きが盛んですが、それだけでなく、予防医療においても個々のデータはとても重要な判断ツールになります。そして、十人十色の生体データから読み解く情報こそ、人間が主体的に健康を獲得するための、大きな武器となるのです。

第 3 章

約7000種類のタンパク質から「未来の健康」を読み解く

遺伝子検査では分からないものがある

人間は生まれたとき、両親から半分ずつ遺伝子を受け継いでいます。遺伝子とはいわば、自分の体の「設計図」であり、例えば髪の毛の色や質、目の色、耳の形などは、すべてその遺伝子情報に則って設計され、形作られています。遺伝子はＤＮＡという物質に記載された情報であり、一人ひとりが異なる遺伝子を持っています。それにより誰一人、まったく同じ人間が存在することはありえません。

遺伝子の唯一無二という特性を活かし、体質の遺伝的傾向や健康リスクを調べるのが遺伝子検査という手法です。遺伝子検査では、血液や口腔（こうくう）粘液、皮膚などから採取した細胞を分析することで、その人のＤＮＡの情報を読み取ります。それにより、将来疾患を発症するリスクや持って生まれた体質の傾向などを解析します。

例えば遺伝子検査によって、一人ひとりに適したダイエット方法を見つけるという検査がありますが、これは遺伝子を解析することで、「糖質の代謝が苦手で内臓脂肪がつきやすいタイプ」「若い頃は基礎代謝量が高めだが、加齢とともに太りやすくなるタイプ」「脂質の代謝が得意ではなく、下半身に脂肪がつきやすいタイプ」など、肥満の傾向を類型化し、それに合わせて生活習慣を改善することで、ダイエットをしようというものです。

そのほかにも2型糖尿病やアトピー性皮膚炎、関節リウマチなど、一部の疾患は遺伝子との関わりが指摘されていることから、一人ひとりの遺伝子を解析することで、将来、どのような疾患にかかりやすいかを予測することもできます。

遺伝子検査が登場した背景には、高精度な解析を可能にした次世代シーケンサー等が登場したことや、全ゲノム配列の決定などがありました。

シーケンサーとは、DNAに刻まれた情報を細かく読み解く解析装置のこと、そしてゲノムとは、遺伝子（gene）と染色体（chromosome）、あるいは、遺伝子（gene）と集合をあらわす「-ome」の造語であり、簡単にいうと、DNAの文字列に表された遺伝情報すべてのことをいいます。

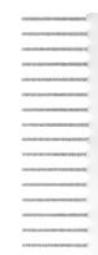

長い間、人間のゲノムを解析し、医療や科学に役立てることは、全人類に課せられた命題でした。そのため世界中の科学者が協力し、「全ヒトゲノムの読み取りプロジェクト」を実行し、ついに２００３年にその読み取りが完了しました。

解析機器が進化したことにより、ゲノム解析にかかる費用も大幅に低減し、そのため、一般の人でも気軽に遺伝子検査を行うことができるようになりました。また、がんなどの治療にゲノム解析を役立て、一人ひとりの体質や病状に合わせて最適な治療を行うことができるようにもなりました。当時は、「将来的な病気のリスクから、自分に合ったダイエット法まで分かる、まさに夢のような技術」として注目され、特に、さまざまな人種が入り混じるアメリカでは、自分のルーツ探しの一環として多くの人が遺伝子検査を受けました。

しかし、万能のように思われる遺伝子検査であっても、分からないことがあります。それは、「いつ、自分が病気になるのか？」ということです。

遺伝子検査とは持って生まれた体の設計図を調べるものであり、例えば、がんになりやすい遺伝子を持っていたとしても、その人が確実にがんを発症するとは限りませんし、いつ、がんを発症するのかも分かりません。また、太りやすい遺伝子を持っていたとしても、絶対に肥満になるわけでもありません。

なぜなら人間の健康は、遺伝子だけによって決まるわけではなく、その人の生活環境（食事内容や運動習慣、ストレスの程度、住環境など）によって大きく影響を受けるからです。太りやすい遺伝子を持っていたとしても、食事内容に気をつけ、適切な運動習慣を持っていれば、肥満になることは防げます。

確かに遺伝子検査は、どういう病気になりやすいのか、傾向を捉えるという意味では有効です。しかし遺伝子とは、あくまでもその人が持って生まれた「体の設計図」であり、現在の状態を反映しているわけではない、ということに注意が必要です。

タンパク質は体内情報の伝達者

人間の体を構成する成分であるタンパク質のなかでも、特に健康上のリスクを予測するうえで重要な役割を果たすのが、血中タンパク質です。血中タンパク質とは文字どおり、血液のなかに含まれるタンパク質のことで、体内のさまざまな臓器に必要な情報を伝達する役割を担っています。

例えば、血液中のタンパク質のなかで最も多くを占めているものに、アルブミンという成分があります。これは主に肝臓で作られるタンパク質で、血液中の水分を保持して血管内の浸透圧を最適に保ったり、ミネラルや酵素などを運搬したりする役割を担っています。

しかし食事量が減りタンパク質の摂取が減少したり、消化吸収の働きが悪くなったりすると、アルブミンが不足してしまいます。そのため血液検査をしてアルブミンの数値が低いといわれた場合には、低栄養に陥っていることが推測されるのです。

また、体内にウイルスが侵入してきたときには、免疫能力を高めるインターロイキンというタンパク質が分泌されます。そのほか、抗ウイルス作用や免疫調節作用を持つインターフェロンというタンパク質も分泌され、体はウイルスと闘う準備を整えます。

これらは体内に存在する血中タンパク質の代表的な例ですが、そのほかにも、「働き過ぎで過労傾向にあるとき」「脂質の多いものを食べ過ぎているとき」「睡眠不足に陥っているとき」など、あらゆるシーンで特定の血中タンパク質が減ったり増えたり変化します。このようなタンパク質の変化は、いってみれば体からのＳＯＳ（ヘルスシグナル）であり、タンパク質は、体内で起きている今の状態を伝える伝達者であるといっても過言ではありません。だからこそ、血中タンパク質の変化を測定することで、現在、体がどのような状態にあるか理解し、今後どのように変化するかなどを、的確に予測することができるのです。

タンパク質は英語で「protein（プロテイン）」といいますが、これは、ギリシャ語の「proteios（プロテイオス。最も重要なもの、第一人者）」に由来しています。文字どおり、プロテインは生命現象に欠かすことができない、重要な役割を担っており、人体の筋肉、臓器、皮膚などを作るだけでなく、ホルモンや酵素、抗体などの成分としても用いられています。そのため、タンパク質は生物にとって不可欠であることから、ナノサイズの万能装置とも呼ばれています。

体内のタンパク質の数は、約2万種以上とされていますが、その構成比は常に一定ではありません。なぜなら、体内の状況がどのように変わっても生命を維持するべく、柔軟に変化しなければならないからです。まだ病気とまではいえなくても、体調を崩したり病気の一歩手前の状態になったりすると、一部のタンパク質は極端に不足したり、過剰になったりすることがあります。そうしたタンパク質の変化は、まさに現在の体内状況の「鏡」です。そのためタンパク質を総合的に調べることで現在の体の状態を理解し、未来の病気を予測することができるのです。

約7000種類の血中タンパク質を解析

人体を構成するタンパク質は約2万種類にも達するとされています。しかし、この数は確実なものではなく、現在も解析が行われているため「もっと多いのでは」という意見も聞かれています。

健康状態の変化によるタンパク質の変化イメージ

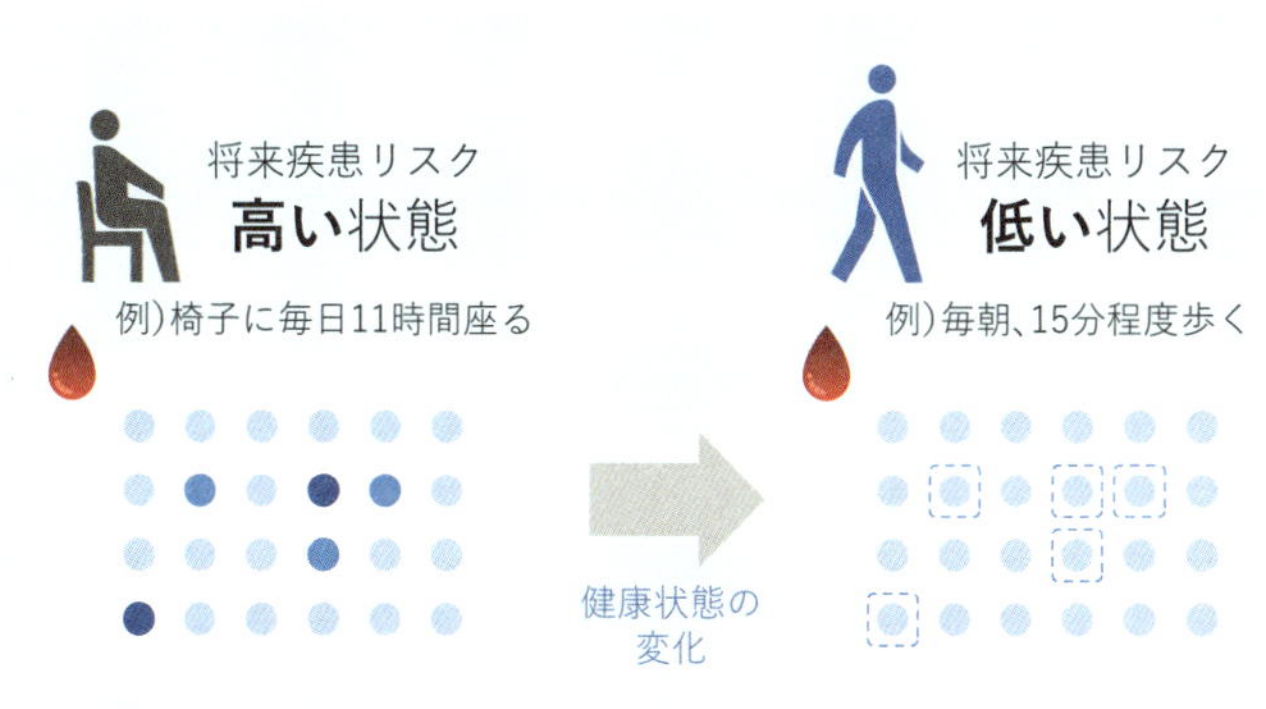

いずれにしても、体内には無数のタンパク質が存在しており、そのタンパク質を解析することで、体内に起きている変化を予測し、病気の発症を未然に防ぐことができるのではないかと考えています。このような考えに基づき、私たちは少量（約5皿）の血液から約7000種類のタンパク質を測定し、数年後の病気のリスクを予測するためのヘルスケアサービス「フォーネスビジュアス」を開発しました。

このサービスの中核となっているのが、世界初となる血中タンパク質測定技術の「SomaScan®（ソマスキャン）」です（世界初とは、約7000種類のタンパク質を一括解

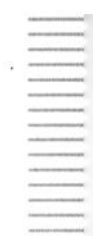

析する技術を指します）。これはアメリカのSomaLogic（ソマロジック）社が提供する技術で、少量の血液から約７０００種類ものタンパク質を一括して測定できる、という特徴があります。

これまでも血中タンパク質を測定する技術はありましたが、血中に含まれる量が多ければ一度に数百種類を測定することはできても、微量のタンパク質については測定の難しさがありました。しかしSomaScan®はわずかなタンパク質でも、一括して測定することができますし、測定対象となるタンパク質は、約７０００種類（２０２４年11月時点では約１万１０００種類）にも及びます。

この技術が開発されたおかげで、世界的に血中タンパク質に対する関心が高まり、病態の理解や疾病リスク予測に関する研究が加速したといっても過言ではありません。

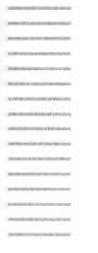

血中タンパク質を定量するアプタマーの発明に関わった人々とその貢献

SomaScan®は特定のタンパク質と特異的に結合する性質を持つ「アプタマー（人工核酸分子）」を活用しています。アプタマーとは、特定の標的分子に高い親和性と特異性を持って結合する短い核酸分子です。この技術は、1990年にジャック・ウィリアム・ショスタック（Jack W. Szostak）博士とアンドリュー・エリントン（Andrew D. Ellington）博士のグループ、およびラリー・ゴールド（Larry Gold）博士とクレイグ・トゥエルク（Craig Tuerk）博士のグループによって独自に発表されました。

ショスタックは、ハーバード大学の教授であり、染色体の研究でノーベル賞を受賞しており、RNAの進化と機能に関する研究で知られています。ショスタックの研究は、生命の起源や初期の進化に関する理解を深めることに貢献しました。エリントンは、ショス

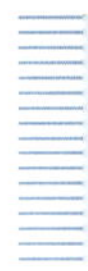

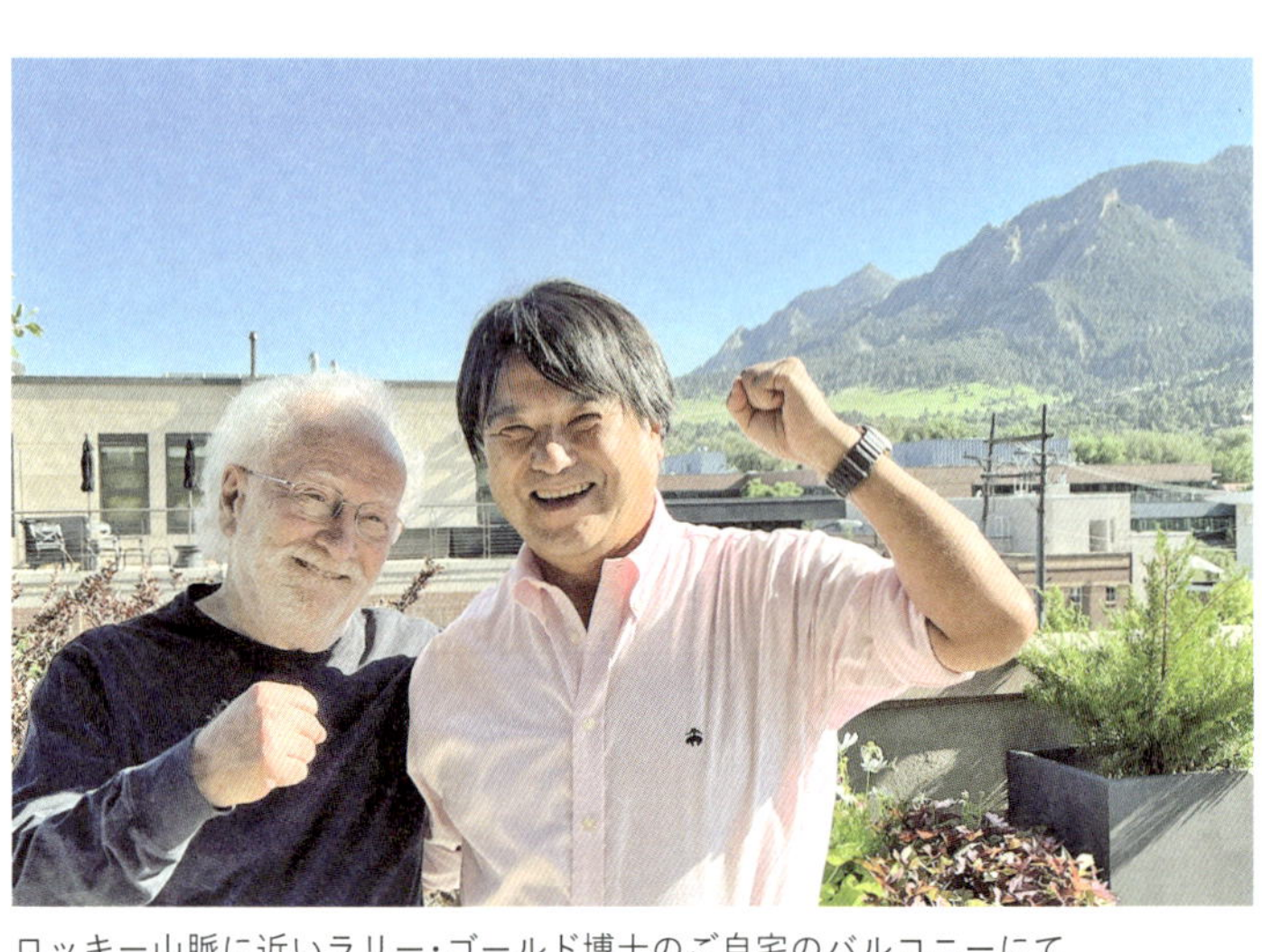

ロッキー山脈に近いラリー・ゴールド博士のご自宅のバルコニーにて

タックの研究室で博士研究員として働いており、現在はテキサス大学オースティン校の教授です。

彼らの1990年の論文では、色素に特異的に結合する複数のRNAアプタマーの選択に成功したことが報告されています。また、to fitの意味を持つラテン語のAptusからアプタマー（aptamer）の名前を命名しました。

ラリー・ゴールド博士は、コロラド大学ボルダー校の教授であり、分子生物学とバイオテクノロジーの分野で多くの貢献をしてきました。クレイグ・トゥエルク博士は、当時、ゴールドの研究室で博士研究員

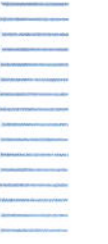

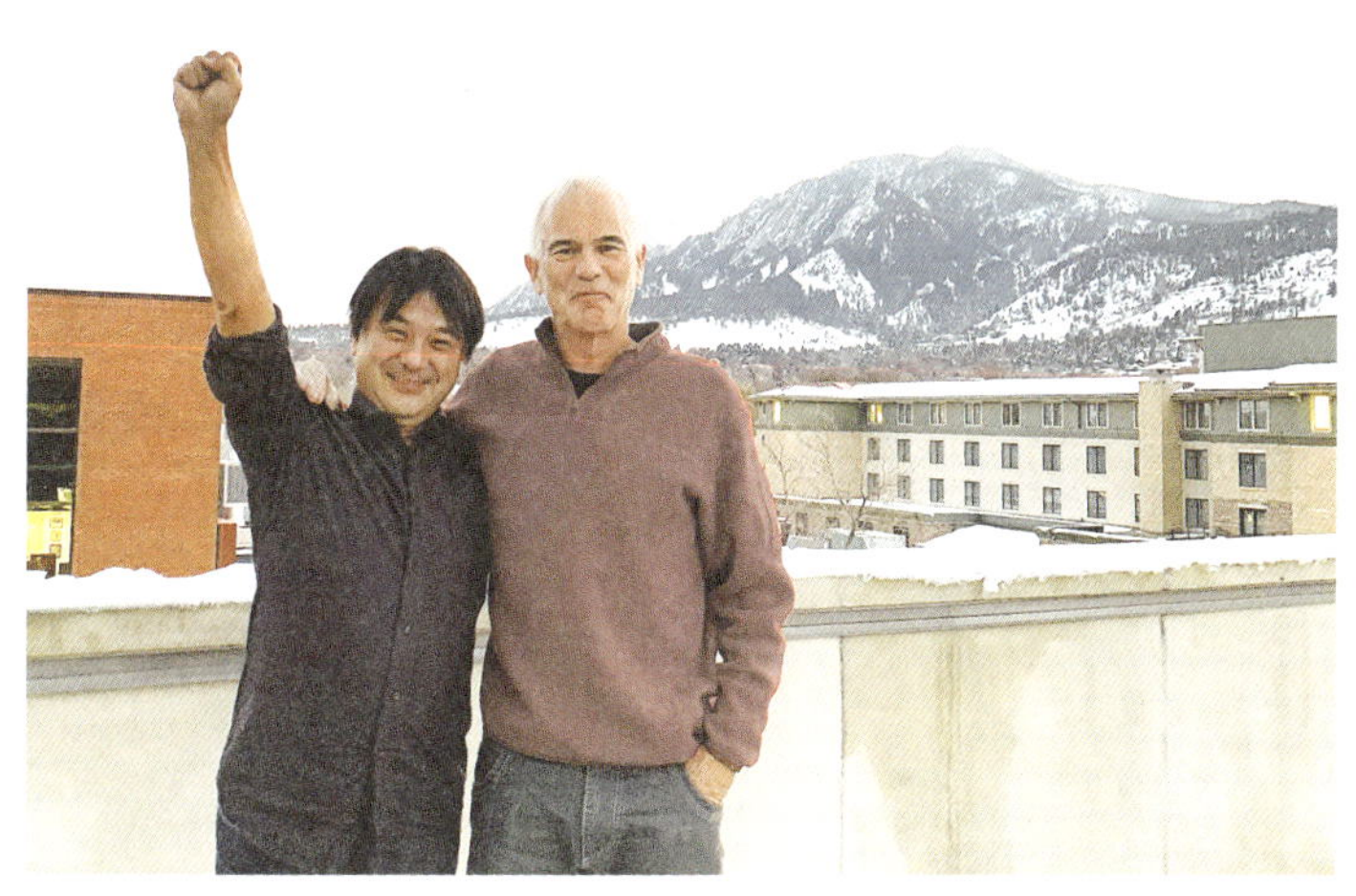

アルケミックス社起業のマーティ・スタントン博士と著者

として働いており、彼らのグループはアプタマーを取得する技術として広まっている試験管内人工進化法、またはSELEX（Systematic Evolution of Ligands by Exponential Enrichment）法を開発しました。さらにT4 DNAポリメラーゼに特異的に結合するRNAアプタマーの選択に成功しました。彼らの研究は、アプタマー技術の基礎を築き、のちの医療や診断技術への応用に大きな影響を与えました。

アプタマー技術は、その後の研究で大きく発展しました。特に、医療分野での応用が注目されています。アプタマー

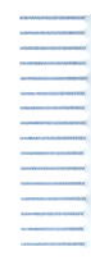

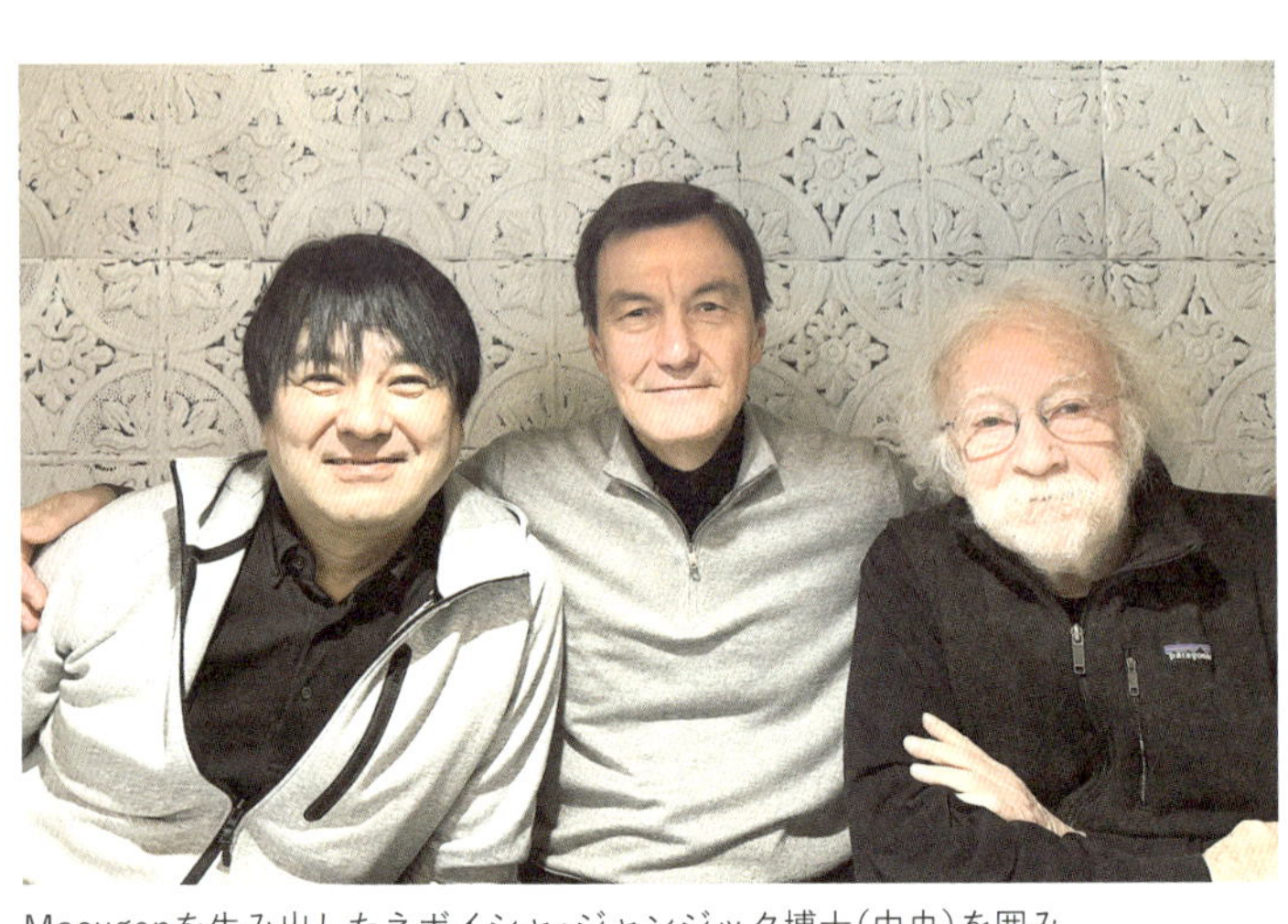

Macugenを生み出したネボイシャ・ジャンジック博士（中央）を囲み
ラリー・ゴールド博士（右）と著者

は、抗体と同様に特定のタンパク質や細胞に結合する能力を持ちますが、抗体よりも特異性があり、安定性が高く、製造コストが低いという利点があります。例えば、２００４年には、加齢黄斑変性症の治療薬として、血管内皮増殖因子（VEGF）に対するアプタマーであるペガプタニブ（Macugen）がアメリカのＦＤＡ（食品医薬品局）に承認されました。この薬は、VEGFを標的として結合し、その働きを抑えることで、異常な血管新生を抑制し、視力の低下を防ぎます。このアプタマーはラリー・ゴールド博士のグループで研究をリードしたネボイシャ・ジャンジック（Nebojsa Janjic）博士により見いだされたアプタマーです。さらには、補体因子C5阻害剤として眼疾治療薬アイザーヴェイ（IZERVAY™）がFDAに承認され、アステラス製薬から販売されています。こちらはマーティ・スタントン（Marty Stanton）博士が創業したアルケミックス社が手掛けたARC186というアプタマーです。

アプタマーは、がん、炎症、疼痛、自己免疫疾患など、さまざまな疾患の治療にも応用が試みられています。例えば、血液凝固系疾患に関連したアプタマーは、臨床開発が進められており、特に血栓症や出血性疾患の治療に有望です。この技術は、医療や診断技術への応用に大きな影響を与え、現在も多くの研究が進められています。

このアプタマー技術を用いて、血液中のタンパク質を定量する技術革新が、コロラド州ボルダーのSomaLogic社で進化しました。創業者はラリー・ゴールド博士です。このように、医薬品に使われる技術を利用して、血液ビッグデータプロジェクトが開始されました。

SomaScan®ではまず、人間の血液検体に約７０００種類のアプタマーを加えます。各

約7000種の血中タンパク質をアプタマーにより測定する技術

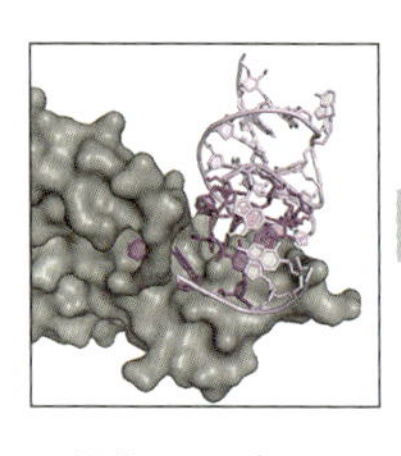

一般的なアプタマーと異なり、「結合したあと解離しにくい」性質を保有するSlow Off rateの修飾核酸アプタマー（SOMAmer®試薬）を約7000種用います。

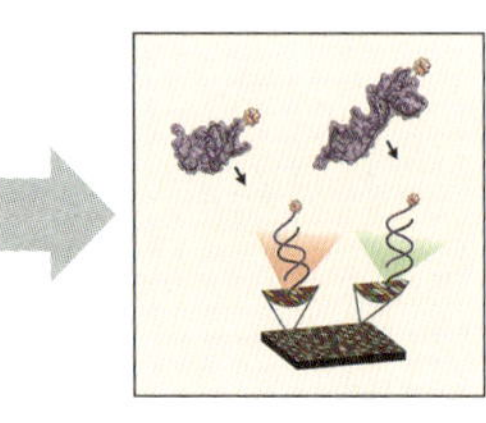

SOMAmer®試薬を、個々の生体試料と反応させ、タンパク質と結合したもの以外を洗浄し解離させ測定します。

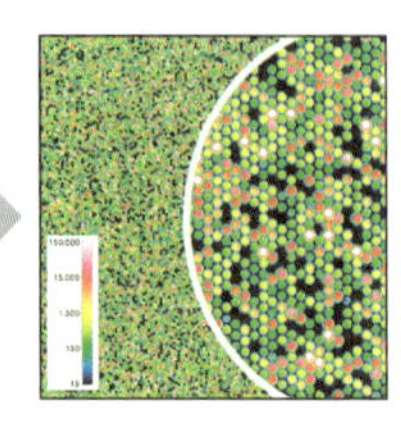

SOMAmer®試薬は、それと相補的配列搭載のDNAチップを用い定量します。血液中に存在するタンパク質の量は、各スポットの蛍光シグナルの強度を数値化させます。

アプタマーには標的とする血中タンパク質があるため、アプタマーと結合しなかったタンパク質を洗い流し、タンパク質と結合しているアプタマーだけを測定することで、タンパク質を定量することができる、という仕組みです。

SomaScan®の技術は非常に優れており、再現性が高いと評価されています。品質保証プログラムの国際的な権威である米国病理医協会（College of American Pathologists）の検査室認定プログラム「CAP認定」を取得していますし、研究室の臨床検査の質を担保する米国の臨床検査室改善法（Clinical Laboratory Improvement Amendments）をもとにした「CLIA認証」も取得しています。SomaScan®の品質と性能は非常に高レベルであると第三者機関も認めているのです。

血中タンパク質を用いた疾病リスク予測検査「フォーネスビジュアス」は、SomaScan®の技術を活用した検査です。SomaScan®を完成させるまで最も時間を必要としたのが、約7000種類のタンパク質にそれぞれ結合するアプタマーを作ることでした。最初は人の手でコツコツとタンパク質と結合するアプタマーを探す、という作業を行っていたのです。さまざまなタンパク質を組み換え技術で用意して、大量の核酸プールを結合させ、洗いこみ、最も強く結合するアプタマーの配列を探し、ほかのタンパク質とは結合しないという精緻な検討を進める作業は、まさに気が遠くなるような工程でした。

しかしあるときからSomaLogic社において機械化が進み、自動化ロボットをうまく活用しながら一度にたくさんのアプタマー候補配列を見いだすことができるようになり、次世代シーケンサーの技術向上もあって配列モチーフを整理することや、各種ターゲットタンパク質を自動計測する技術も進歩したことで、新しいアプタマーを見いだしやすくなりました。それら複数の技術進歩やバイオ情報処理技術の向上もあり、アプタマーの作成ス

「フォーネスビジュアス」検査の内容

将来の疾病発症リスク

疾病リスク予測

・認知症
20年/5年以内※の発症リスク
・心筋梗塞・脳卒中
4年以内の発症リスク
・肺がん
5年以内の発症リスク
・慢性腎不全
4年以内の発症リスク

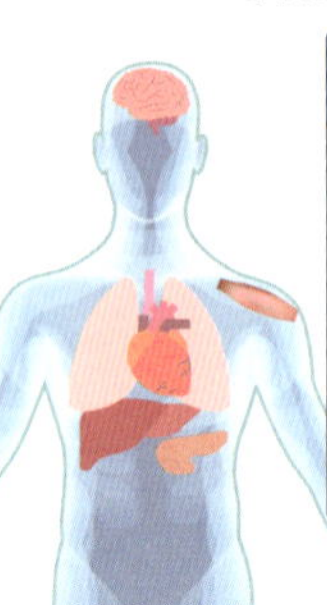

生活習慣病リスクチェック

現在の体の状態

・耐糖能
・肝臓脂肪
・アルコールの影響
・内臓脂肪
・心肺持久力
（最大酸素摂取量）
・安静時代謝量

※　5年以内の認知症発症リスクは65歳以上の方のみご提示

ピードや精度が上がり、とうとう約7000種類ものアプタマーが完成して、疾病リスク予測のプラットフォームが完成したのです。

「フォーネスビジュアス」では、こうして定量した血中タンパク質のなかから特定のパターンを分析することで、「認知症が20年以内（65歳以上の方は5年以内も）に発症するリスク」「心筋梗塞や脳卒中が4年以内に発症するリスク」「肺がんが5年以内に発症するリスク」「慢性腎不全が4年以内に発症するリスク」を測定します。あわせて現在の体の状態（耐糖能、肝臓脂肪、アルコールの影響、心肺持久力、内臓脂肪、安静時代謝量）も可視化して示します。

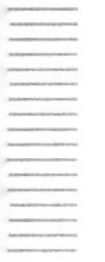

これからの健康管理は、「精度の高い予測」が重要

この疾病リスク予測が従来の健康診断や遺伝子検査と決定的に異なるのは、何年以内にその病気になる可能性があるのか、時間軸の情報が予測できるという点です。健康診断では現在の体の状況を可視化されますし、一部の病気に対しては「このままだといずれ病気を発症しますよ」というシグナルを示してくれることはありますが、いつまでにその病気が発症するかということまでは示すことができません。

またそのシグナルも正確性に欠ける場合もあり、レントゲン検査や血液検査などによる健康診断では、発症以前に病気を予測することは困難です。また同様に、遺伝子検査では遺伝的にかかりやすい病気の傾向を知ることはできますが、いつ、それが発症するかは分かりません。遺伝子の情報は生まれてから死ぬまで変化しないため、赤ちゃんのときに検査を行っても、高齢になってから行っても結果はほぼ同じです。

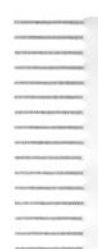

がんを発症したとしても、40歳で発症するのと80歳で発症するのとでは、ライフスタイルや人生の選択も大きく変わります。つまり健康を維持するうえでは、「どの病気にかかりやすいのか」ということだけでなく、「いつまでに発症するのか」の情報が、非常に重要なのです。

その点、私たちが開発した、血中タンパク質を用いた疾病リスク予測は世界中のバイオバンクが数十年かけて蓄積してきた、数万人の血中タンパク質や診療情報をビッグデータ化し、それらと比較することで、何年以内にどの病気になる可能性があるのかということを、より具体的に推測することができるのです。

バイオバンクとは、世界中の大学や研究所が中心となる機関のことで、多くの人から提供された血液や組織などの検体と、それに伴う診療情報などを保管して、医学研究に役立つよう研究者からの要請に応じて提供する役割を担っています。

例えば規模の大きな研究では、数万人を対象に数十年間追跡調査して、参加者の健康状態がどのように変化するか、いつ、どのような病気を発症して、どのように亡くなるのか、などを時系列で調べることも可能です。そのようなときにもバイオバンクから提供される情報が役立ち、このデータを活用することで、病気のリスクや危険因子を調べたり、病態の解明をしたりすることができるのです。

血中タンパク質を用いた疾病リスク予測でも、バイオバンクから提供されたデータが非常に役立っています。

まずは、血中タンパク質のパターンから、どの病気を、いつ発症する確率があるのかなどモデルとなるケースをたくさん作ります。さらに、そうしたモデル開発に加え、そのモデルがどの国籍の人でも当てはまるのかなど、民族性の異なる地域においても活用できるか、検証します。

例えば、脳梗塞、心筋梗塞（循環器疾患）が再発するリスクを測定するための血中タンパク質パターンを作る、と仮定します。「このような比率で血中タンパク質が構成されていると、5年後に心臓病を再発するリスクが高くなりますよ」という、ヘルスシグナルを突き止めることが目標となります。この場合、まだ心臓病を再発していない人をたくさん集め、それぞれから血液サンプルを採取します。

次に、血液に含まれる約7000種類のタンパク質を測定し、ビッグデータを作成します。そして、採血をしてから5年以内に脳梗塞、心筋梗塞（循環器疾患）を再発した人に共通する統計的に有意な傾向を探り、血中タンパク質における共通のルールを見つけ出します。実際に脳梗塞、心筋梗塞（循環器疾患）を再発した人は、まだ発症する前であっても、循環器疾患に関連する27種類のタンパク質が有意に増加あるいは減少していることが見いだされています。

共通のルールが見つかったら、そのルールが別の集団においても当てはまるかどうかを検証します。さらに民族の違いを超えてもルールが当てはまるかどうかを知るために、日本人の検体を利用して検証します。例えば脳梗塞、心筋梗塞（循環器疾患）の再発リスクには、東北大学医学部循環器教室で下川教授が続けられた国際的に有名な10年追跡研究の検体で証明されました。

このように、「近い将来病気を発症する人は、発症する前から複数のタンパク質が有意に増減している」という規則が、複数の評価試験で確認できれば、検査が利用可能となります。私たちが開発してきた疾病リスク予測では、こうしたルールを病例ごとにコツコツと検討し、時には思うように進まず、多くの失敗を経験してきています。それ故に、この丁寧な複数の評価をくぐりぬけてきた予後予測検査は、病気を発症しやすい受診者を言い当てることができるのです。

血中タンパク質を用いた疾病リスク予測の最も大きな特徴は、いつその病気が発症するリスクが高いのかと期間を区切って教えてくれる点です。例えば「このままの状態が続くと、4年以内に心筋梗塞や脳卒中を発症するリスクが高いですよ」と言われれば、心筋梗塞を発症する目安が分かり、対策を講じることができます。

心筋梗塞も脳卒中も、どちらも血管の疾患であり、多くの場合、動脈が硬くなったり血管の内側に沈着物が付着して血管の内腔（ないくう）が狭くなったりする動脈硬化が原因となります。この動脈硬化はまだ軽度であれば、食事や運動、ストレスの軽減、睡眠や休息で改善することはできますから、今から医師とともに綿密な戦略を立て、生活習慣を改善することで心筋梗塞や脳卒中を発症せずに済む可能性があるかもしれないのです。

遺伝子検査よりも精度が高い

そのほかこの疾病リスク予測のもう一つの特徴として、既存の技術より精度が高いということも挙げられます。例えば、「将来認知症を発症するリスクはどれくらいか？」ということに関して遺伝子検査と、血中タンパク質を用いた疾病リスク予測の精度を比較します。遺伝子検査にはさまざまな種類があり、最もパフォーマンスが良いとされているアメリカのＦＤＡの認証も受けている検査がありますが、この遺伝子検査での将来認知症を発症するリスク予測精度よりタンパク質予測精度が高いことが分かりました。

検査のパフォーマンスを評価する際に用いられるのが、真陽性率（ＴＰＲ）と偽陽性率（ＦＰＲ）です。真陽性率とは実際に陽性だったもののうち陽性と予測したもの、そして偽陽性率とは実際に陰性だったもののうち、陽性と予測したもののことをいいます。実

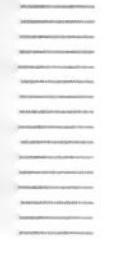

は、予測検査の間違いは二種類あります。認知症にならない人に認知症になると判断する間違いが一つ目、認知症になる人に認知症にならないと判断する間違いが二つ目のエラーです。その両方の間違いが少ないことが望ましい検出技術といえます。血中タンパク質を用いた疾病リスク予測検査は、遺伝子検査よりも両方の間違いが少ないことが分かりました。

実は遺伝子検査では、発症原因遺伝子を保有していても認知症にならないケースが多く知られています。さらに、原因遺伝子を保有していないにもかかわらず認知症を発症してしまうケースもよくある話として知られています。また、遺伝子検査の結果は一生変わらないのですが、生活習慣の改善によって認知症の4割はコントロールできるといわれています。遺伝子検査では不可能な生活習慣改善の度合いを確認しながらタンパク質のバランスを確認するほうが望ましいといえます。したがって、血液中のタンパク質のバランスを評価するほうが原因遺伝子の有無よりも、将来のリスクを予測するのにふさわしい方法と考えています。

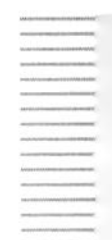

血中タンパク質のバランスは生活習慣の影響で変わる

血中タンパク質を用いた疾病リスク予測は、血中タンパク質のバランスは日々変化しているという特徴を活用しています。そして多くの場合、その変化は生活習慣に依存しています。ということは、自分の心がけと努力次第で、疾患の発症リスクを大きく変えられる可能性があるということになります。

血中タンパク質は、その人の今の状態をリアルに映し出す鏡のような存在であり、いってみれば、今の状態のスナップショットです。普通のカメラで撮影するスナップショットも、今日撮ったものと1カ月後や1年後に撮影したものでは、まったく同じということはありません。髪の毛が伸びた、太った、痩せたなど、なんらかの変化がそのスナップショットには写ります。

血中タンパク質のバランスも同じく日々刻々と変化しています。病気や体調の良し悪しに左右されるほか、生活習慣にも大きく影響を受けることが分かっています。例えば朝にウォーキングをするなど体を動かすと、血中タンパク質に良い反応が起こることが研究により明らかになっています。また、夜にスマートフォンを見るなどしてブルーライトを浴びると、血中タンパク質が悪いほうへ変化し、いくつかの病気について発症のリスクが高まることも分かっています。つまり、生活習慣の変化は血中タンパク質のバランスを変えるのです。

心臓病、脳梗塞、がん、認知症など、現在、一般的に知られている疾患の8割くらいは生活習慣を起源として発症することが分かっています。ということは、生活習慣を改めれば血中タンパク質のバランスもよいものへ変わり、心臓病や脳梗塞など8割の疾患も予防できるかもしれません。

ピッツバーグ大学は生活習慣と疾病の関係性について、ユニークな研究結果を示しています。アフリカで健康な生活を送っていた男女20人に、アメリカの平均的な都市の生活を2週間経験してもらい、血液検査を行ったところ、大腸がんの発症リスクが増大したというのです。それだけでなく、全身の老化も確認されています。わずか2週間、生活習慣が変わったことで、これだけ大きな変化が生じるのです。無意識に積み重ねてきた生活習慣が、どれだけ健康を脅かすリスクを生んでいるのか、想像することは難しくありません。

生活習慣を変えるといっても、毎日1駅分歩く、椅子に座る時間を短くする、就寝前にスマートフォンを見るのをやめる程度の心がけでも、人によっては十分効果が確認できるといわれています。実際に望ましい生活習慣を心がけたあとに、疾病リスク予測結果がよい状態に変化していることを実感した方々もいます。

検査前の食事制限もなし。少量の採血だけで予測可能

疾病リスク予測検査は、高い解析技術だけでなく、検査を受ける人の体にも時間的にも負担が少ないという特徴もあります。医療機関にて行う問診と少量（約5㎖）の採血だけで済みますし、検査の前に食事制限をする必要もありません。なぜならこの疾病リスク予

測がデータ解析の基盤としているビッグデータは、普通の人が、普通の生活をしているなかで採取した血液をベースにしているためです。

多くの巨大なバイオバンクが血液を集める際には、検体の提供者に食事制限などをお願いしていませんし、最後にいつ、何を食べたかということについてもほとんどの場合調査していません。採取した血液を分析し、タンパク質の情報を処理する段階で、食事によって影響を受けやすいタンパク質情報は、変動が大きく一定のルールが見いだされずに相殺されるため、わざわざ食事内容について調べたり、食事制限を頼んだりする必要はないのです。そのため、健康診断のように前日や当日に食事制限をする必要はありません。これは、受診者の手間や負担を省くということだけでなく、検査として非常に有意義であり、価値が高いことは間違いありません。なぜなら、「いつもの」「普段どおりの」健康状態を把握できるため、血液検査で血糖値が高めと判定されたらイヤだから、検査の前は少し糖質を控えめにしようなど、受診者による意図的な操作をなくすことにつながるからです。

この疾病リスク予測検査ですが、18歳未満の方と妊娠中の方は利用できません。また、全身性エリテマトーデス（SLE）や、重篤な慢性腎臓病の患者は正しい検査結果を算出できない場合もあります。しかしそれ以外は誰でも受けることができ、体への負担も少なく、わずかな時間で将来の疾病リスクを予測することができるのです。

ただし、検査を受けるにあたって注意したいことが二つあります。一つは「将来の疾患予測に関する検査結果は生活習慣で変化し、生涯にわたってのリスクを示すものではない」ということ、もう一つは「疾病リスク予測はまだ体の中に病気が生まれていない現時点での将来の発症リスクを評価するものであり、現在の疾病の罹患状況を判定するものではない」ということです。

血中タンパク質の構成は、生活習慣の影響を大きく受けるため、たとえ今日、測定した血中タンパク質の構成が良好なものであったとしても、明日から生活習慣が乱れてしまい、暴飲暴食や睡眠不足、運動ゼロの生活に転向してしまったら、病気の種は確実にまかれます。そうなれば血中タンパク質の構成も変化するため、数カ月後や数年後に再び検査を行ったら、まったく違った結果が導かれるかもしれません。

一般に疾病の早期発見目的の検査にはさまざまなものがありますが、多くの場合が、

「病気がない集団」と「病気がすでに発症した集団」を比較し、それらの差を見つけることで検査の評価基準を作成します。

しかしこの血中タンパク質を利用した疾病リスク予測は、まったく異なる方法で検査を作っています。大量の人々を調べ、数十年にわたった追跡調査中に疾患を発症したほんの一握りの人に対して共通するタンパク質は何かを調べます。つまり疾患を発症したという結果からさかのぼり、発症する前のどの段階で、どの血中タンパク質が増減するのかを調べて、検査の評価基準とするのです。そのためこの疾病リスク予測は、すでに病気を発症した人のための検査ではなく、まだ病気を発症していない人のための検査なのです。

パーソナライズされる
生活習慣改善のための血中タンパク質構成比解析

血中タンパク質構成比を用いて、疾病リスク予測に役立てる技術の特徴は、一人ひとりに対してパーソナライズされた情報を提供できる、ということです。

血中タンパク質の構成には、一定のルールがあります。例えばA、B、Cという3つのタンパク質の構成比について考え、健康状態が良いときにはA：B：Cの割合は1：2：3であったと仮定します。しかしビッグデータを活用した調査により、○○という疾病を将来発症する人はA：B：Cの比率が2：3：1になる人が多いことが分かれば、これが一つのルールになります。そして重要なのは、発症する前から体内では少しずつ変化が起き始めているということで、A：B：Cの割合は1：2：3から一足飛びに2：3：1へ変化するわけではありません。

つまり、健康状態が良いときから、疾病を発症するときへ移行するタイミングで血中タンパク質の構成比を調べることで、「このままのペースで進んだら、A：B：Cの比率は2：3：1になるぞ」というシグナルを見つけることができます。そして、この段階で生活習慣を改善し、平常時の1：2：3に近づけることができれば、疾病の発症は回避することができるはずなのです。

大事なことは、「このまま進んだら疾病を発症するぞ」という黄色信号の段階で、どのような対策を取るべきかは、一人ひとりによって異なるということです。なぜなら誰一人、ライフスタイルや生活環境がまったく同じという人はいませんし、血中タンパク質の構成比が変化してしまった理由は人それぞれであるからです。ある人は仕事によるストレスが大きな原因だったかもしれませんし、ある人は運動不足が大きな原因として作用しているのかもしれません。

要するに、「このままのペースで進んだら○○という疾病を発症するぞ」という予測は同一のものであったとしても、そこに至るまでのプロセスはまったく同じではないのです。そのため、「○○を発症しないで済むためには、どのように生活習慣を改善したらよいのか？」という解決策も、人それぞれであるべきです。

血中タンパク質を用いた疾病リスク予測が優れているのは、この点に理由があります。

この予測では、「このままだと○○という疾病を発症しますよ」と判断するため、現在の体の状態を詳細に可視化します。肝臓脂肪、アルコールの影響、心肺持久力などさまざまな観点から現在の体の状態を可視化し、いってみれば、その人の課題や弱点を見つけるのです。そうすることで、パーソナライズされた有益な情報が、一人ひとりに届けられるようになります。パーソナライズされた情報ですから、本人には、よりリアリティを持って伝わります。「ああ、確かにお酒を飲み過ぎていたな」「なるほど、運動不足がこういう結果につながるのか」など、検査結果が説得力を持つようになるため、生活習慣の改善が進みやすくなります。

従来の健康指導に課題があるとしたら、それは、パーソナライズされていないということです。つまり、統計データに基づく万人共通の情報を一斉に広報するだけでは、誰の心にも響かず、自分ごととして捉えてもらうのは難しいのです。「心筋梗塞を発症する可能性があります」という検査結果は同じだったとしても、肥満の人に対するアドバイスと、心疾患の既往がある人に対するアドバイスは、違うものになるべきです。その人の生活習慣やライフスタイル、仕事環境、既往歴などすべてを考慮しながら、一人ひとりに適したメッセージを送らなければ、誰の心にも響かせることはできないのです。

疾病リスク予測の検査を受け、将来、疾病を発症する可能性が何パーセントであるのか把握するだけでは、単なる占いのようなものであり、健康状態を高めることはできません。大事なことは、「その予測から何を学び、どう行動するか？」ということであり、その予測に基づいて生活習慣を改善し、リスクの低下を図らなければ意味がありません。

血中タンパク質が伝える情報は個別化された有益なものです。だからこそ一人ひとりに合わせて、心に響くアドバイスを送ることができますし、行動につながりやすくなるのです。

第 4 章

ライフスタイルの改善で
疾病リスクを下げる

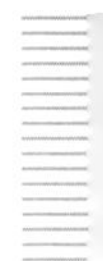

認知症、心筋梗塞・脳卒中、肺がん、慢性腎不全……可視化される発症リスク

血中タンパク質を用いた疾病リスク予測検査「フォーネスビジュアス」では認知症、心筋梗塞・脳卒中、肺がん、慢性腎不全の4項目（2024年11月時点）について将来的な発症リスクを調べることができます。なぜ、これらの4項目に焦点を当てているのかというと、いずれも生活習慣の質を改善すれば発症リスクを減らせる可能性がある重大な疾患だからです。

認知症は要介護になる原因の第1位ですし、心筋梗塞や脳卒中は一命を取り留めたとしても深刻な後遺症を残すリスクが非常に高い疾患です。肺がんはあらゆるがんのなかで最も死亡数が多く、慢性腎不全は初期症状が乏しいため、気づいたときにはすでに重症化していることが多く見られます。これらの疾患は、どれも健康寿命を縮め、充実した生活を送るのを妨げる要因になりやすいため、血中タンパク質を用いた疾病リスク予測ではこれら4つの疾病を優先して、将来的な発症リスクを調べているのです。

そのほか、フォーネスビジュアスでは現在の体の状態も調べ、「このままだと健康上のリスクがありますよ」とアラームを鳴らす機能も持っています。耐糖能、肝臓脂肪、アルコールの影響、心肺持久力（最大酸素摂取量）、内臓脂肪、安静時代謝量の6項目について状態を調べます。

どれも重大な疾病のリスク要因となるため非常に重要です。例えば内臓脂肪が多ければ心臓病や脳卒中につながりやすくなりますし、肝臓脂肪は肝硬変や肝炎のリスクになります。また、耐糖能に問題があると糖尿病の発症リスクが高まりますし、アルコールは複数の重大疾患に対して、大きな誘因になりかねません。

特に、この6項目は生活習慣の良し悪しを如実に反映するものであり、これらを調べることで、生活習慣の問題点が明らかになります。そのため、フォーネスビジュアスは重大な疾病の発症リスクに加え、これらの項目も提示することで、「たとえ今、認知症やがんなどの発症リスクが低いという結果が出ていても、今後、この生活を続けていたら、発症

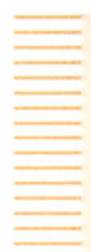

リスクは上昇しますよ」ということをいち早く知らせるのです。

血中タンパク質の分析で将来の疾病リスクを予測できる4項目

血中タンパク質を用いた疾病リスク予測検査「フォーネスビジュアス」は、約7000種類の血中タンパク質を解析する技術で、以下の4項目について将来の発症リスクを分かりやすく可視化します。

1. 認知症

フォーネスビジュアスでは、5年以内（65歳以上の方に提示）／20年以内の認知症を発症するリスクを提示します。

認知症の発症原因はいまだ解明されておらず、治療法も確立されていませんが、最近の研究により、発症にはライフスタイルが大きく関わっていることが明らかになっています。例えば、２００９年から２０１１年にかけてフィンランドで行われた「高齢者の生活習慣への介入による、認知機能障害予防の研究（通称FINGER研究）」では、認知症のリスクがやや高い60歳から77歳までの高齢者１２６０人を2組に分け、「食事」「運動」「認知訓練」「生活習慣病の管理」に関して専門家による個別指導を受けたグループと、一般的な保健指導を受けたグループにおける認知機能の変化を比較しました。すると、どちらもプログラム開始前よりも成績がアップしていましたが、改善の程度に違いがあり、専門家による個別指導を受けたグループのほうが、より高度に認知機能の向上が確認されたのです。これにより、生活習慣の改善が認知症予防に効果的であることが認められ、現在では、ＷＨＯによる予防ガイドラインでも、生活習慣病の適切な管理と生活習慣の改善が推奨されています。

2. 心筋梗塞・脳卒中

フォーネスビジュアスでは、４年以内の心筋梗塞・脳卒中の発症リスクを提示します。

厚生労働省の発表によれば、日本人の死因の第1位は悪性新生物（がん）ですが、第2位を心疾患、第4位を脳血管疾患が占めています。心疾患のなかで最も多いのは、虚血性心疾患（心筋梗塞、狭心症）であり、一方、脳血管疾患で多いのは、脳卒中です。心筋梗塞や脳卒中を発症すると、命のリスクにさらされるだけでなく、一命を取り留めたあとも心臓や脳に深刻なダメージを残すことがあり、日常生活に支障をきたしたり、要介護状態になったりする恐れがあります。

心筋梗塞や脳卒中の多くは高血圧や肥満、飲酒、喫煙などが因子となり、動脈硬化を引き起こすことによって発症します。恐ろしいのは、一度発症して急性期の治療を終えたあとも、じわじわと動脈硬化が進行し、再発を繰り返す可能性が高いということです。特に脳卒中は、発症後10年で50％の確率で再発しているとする調査結果もあり、初発を予防するだけでなく、再発を防止するためにも、日常生活のコントロールが重要になります。

3．肺がん

フォーネスビジュアスでは、5年以内の肺がんの発症リスクを提示します。がんは、日本人の死因の第1位であり、最近では、一生のうち2人に1人ががんにかかるといわれています。がんにはさまざまな種類があり、発症する原因や進行するプロセスはそれぞれ異なりますが、日本人を対象とした研究によると、喫煙や飲酒、塩分の取り過ぎ、野菜や果物の摂取不足、太り過ぎ、痩せ過ぎ、運動不足など、生活習慣ががんの発症に大きく関与していることが明らかになっています。

がんのなかでも、肺がんは日本人における「がんによる死因の第1位」「新たにがんとして診断された罹患者数の第3位」を占めており、特に、喫煙者が肺がんを発症するリスクは、非喫煙者と比べて男性で約4・4倍、女性で約2・8倍高くなることが報告されています。

その一方、過去に喫煙していたけれど、今は禁煙しているという場合、禁煙してからの年数が長ければ長いほど、肺がんの発症リスクは低下することが分かっています。また、禁煙を始めてから10年が経過すると、禁煙しなかった場合と比べて肺がんの発症リスクが約半分に減少するということも報告されています。そのため、現在喫煙している人は早く禁煙すること、そしてすでに禁煙している人はさらに禁煙生活を継続することが推奨され

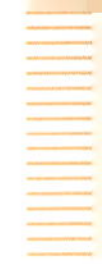

ています。

ただし気をつけなければならないのは、肺がんの発症は必ずしも喫煙歴だけに影響されるのではないということです。肺がんにはさまざまな種類があり、なかには、喫煙歴がなくても発症するものもあります。そのため、タバコを吸っていないから肺がんのリスクはないとは言い切ることができず、定期的に肺がん検査を受けることが必要になります。

4．慢性腎不全

フォーネスビジュアスでは、4年以内の慢性腎不全の発症リスクを提示します。腎不全とは腎臓の機能が低下して、老廃物をきちんと排泄(はいせつ)できなくなってしまった状態のことをいいます。急激に症状が進行する急性腎不全と、徐々に症状が悪くなり慢性化する慢性腎不全の2種類があります。

急性腎不全の場合には、適切に治療をすることで回復を期待することができますが、慢性腎不全の場合には数カ月から数十年という長い時間をかけて腎機能が低下していき、治癒が難しいという特徴があります。慢性腎不全の発症リスクには糖尿病や高血圧、肥満、メタボリックシンドローム、脂質異常症などが考えられます。怖いのは、初期には自覚症状がほとんどなく、気づかないうちに進行して重症化するケースが多いということです。
現在日本では、成人の8人に1人が慢性腎臓病と推定されており、「新たな国民病」とも呼ばれています。重症化すると透析などの治療が必要になるだけでなく、脳卒中や心筋梗塞のリスクが高まることも報告されており、定期的な腎機能検査を受けて予防に努めることが何よりも重要になります。

また、国内提供に向けて、多くの疾病に対するリスク予測検査を研究開発していますが、その中でも研究開発が順調に進んでいる「乳がん」「前立腺がん」についてもここで紹介します。

・乳がん

乳がんは、乳腺にできる悪性腫瘍で、主に乳管から発生しますが、一部は小葉から発生します。乳がんの主な症状には、乳房のしこり、乳房のくぼみ、乳頭や乳輪のただれ、左右の乳房の形の非対称、乳頭からの分泌物などがあります。乳がんは早期に発見されると治療の成功率が高く、90%以上の確率で治ることが報告されています。進行すると、がん細胞は周囲の組織を壊しながら増殖し、血液やリンパ液を通じて転移することがあります。転移しやすい場所は、乳房の近くのリンパ節、骨、肝臓、肺、脳などです。

日本における乳がんの発症率は、国立がん研究センター「がん情報サービス」がん登録・統計サイトによると女性で人口10万人あたり約150人です。生涯に乳がんを経験する女性の割合は約11・2%(9人に1人)とされています。また、乳がんによる死亡率は人口10万人あたり約23・1人です。

乳がんを予防するためには、いくつかの生活習慣が重要です。まず、禁煙と節度ある飲酒が推奨されます。また、適度な運動とバランスの取れた食事も乳がん予防に効果的です。特に、閉経後の肥満は乳がんのリスクを高めるため、体重管理が重要です。乳がんは女性にとって非常に身近な病気であり、早期発見と適切な治療が肝心であるため、定期的な検診を受ける必要があります。

・前立腺がん

前立腺がんは、前立腺の細胞が異常に増殖することで発生する悪性腫瘍です。国立がん研究センター「がん情報サービス」がん登録・統計サイトによると、前立腺がんの罹患率は人口10万人あたり約154・3人で、年間9万4748人が新たに診断されています。前立腺がんは特に高齢男性に多く見られ、60歳以上の男性に多く発症します。初期の前立腺がんは自覚症状がほとんどなく、進行すると排尿困難や頻尿、血尿などの症状が現れることがあります。前立腺がんの診断には、PSA（前立腺特異抗原）検査が一般的に用いられます。治療法としては、手術、放射線療法、ホルモン療法、化学療法などがあり、患者の状態やがんの進行度に応じて選択されます。同様の統計情報によると前立腺がんの5年相対生存率は99・1％と高く、早期発見と適切な治療が重要です。

前立腺がんを予防するためには、いくつかの生活習慣が推奨されています。まず、バランスの取れた食事です。特に、動物性脂肪の摂取を控え、魚や大豆製品、緑茶などを積極的に摂ることが推奨されます。また、適度な運動を行い、肥満を防ぐことも重要です。禁煙も効果的です。さらに、定期的なPSA検査を受けることで、早期発見が可能となり、予防につながります。

「現在、体の状態がどうなっているか」も可視化

将来、疾患が発症するリスクを調べるためには、現在の状況を正しく理解することも必要です。そのため、フォーネスビジュアスでは次の6項目についても調べ、現在の体の状態を正しく把握するために可視化しています。

1．耐糖能

耐糖能とは、血糖値の上昇を抑える働きを示すものであり、この能力が低下している状態が続くと、糖尿病の発症リスクが高まるほか、動脈硬化が進んで脳卒中や心筋梗塞を発症しやすくなります。

一般的な血液検査では「経口ブドウ糖負荷試験（OGTT）」といって、8～12時間絶食

したあと、ブドウ糖75ｇを含む飲料を取り、その後2時間以内に複数回採血を行って、血糖値を測定する検査を行います。しかしこれだと時間的な拘束が長くなったり、食事の制限があったりして、気軽に受けることができません。また、強制的に血糖値を上昇させたところで採血を行うため、体に対する負担も大きくなります。

その点、フォーネスビジュアスではわずかな採血（約5㎖）により、41種類の血中タンパク質のパターンを分析することで耐糖能を調べられるため、検査の負担を軽減することができます。

2. 肝臓脂肪

肝臓脂肪とは、肝臓に脂肪がつき過ぎた状態のことをいいます。もともと肝臓は糖質や脂質から脂肪を作り、細胞の中に蓄える働きを担っていますが、摂取したエネルギーが消費エネルギーよりも大きくなると、肝臓にどんどん脂肪が蓄積します。その結果、肝臓に脂肪がつき過ぎてしまい、この状態を脂肪肝といいます。

肝臓脂肪が多くなると肝臓の働きが衰え、体がだるくなったり、疲労感を覚えたり、食欲がなくなったりすることがあります。また、肝炎や肝硬変といった重篤な病気につながるほか、肥満、糖尿病、高血圧、脂質異常症などの疾患を併発することもあります。しかし、肝臓は「沈黙の臓器」ともいわれ、病気が発症しても自覚症状が乏しく、気がついたら重症化していた、ということも少なくありません。そのため肝臓の状態を正確に理解し、肝臓脂肪が増えてきたなどの兆候が認められたら、すぐさま対処することが必要なのです。

注意したいのは、「肝臓の病気は、お酒をたくさん飲むのが原因ですよね？　それなら、自分はほとんどお酒を飲まないから大丈夫」と考えることです。実は、「非アルコール性脂肪肝炎（NASH）」といって、アルコールの摂取量が少なくても、脂肪肝を発症することがあるのです。怖いことに、アルコールを原因とする脂肪肝に比べ、NASHは肝硬変や肝がんに進行するリスクが高いことが分かっています。NASHの多くは肥満、糖尿病、脂質異常症、高血圧を伴っていることから、こうした疾患や症状を指摘されたことがある人は、特に肝臓脂肪には注意が必要です。

フォーネスビジュアスでは、60種類の血中タンパク質のパターンを分析することで、肝

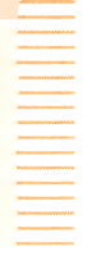

臓に脂肪がつき過ぎていないかを判定します。

3. アルコールの影響

アルコールは慢性的に飲み過ぎるとさまざまな健康被害をもたらすことがあるので注意が必要です。厚生労働省は、節度ある適度な飲酒として、1日平均純アルコールで20g程度と発表しています。これは、ビールでいえば500ml程度、日本酒であれば1合、ワインならグラス2杯程度の分量です。しかし体内でアルコールを分解できる能力には個人差がありますから、本来、アルコールの適量は人それぞれであるべきです。また、男性と女性や、若い人と高齢者では、適切なアルコール摂取量に違いがあるのは当然です。つまり、適切なアルコール摂取量には個人差があり、一般的な摂取基準は目安に過ぎないということです。

WHO（世界保健機関）では、アルコールを過剰に摂取すると、肝臓病、心血管疾患、2型糖尿病、認知症など、200以上の疾病や障害を引き起こすとして、注意を促しています。

フォーネスビジュアスでは、採血後に100種類の血中タンパク質のパターンを分析することで、平均して週7杯以上（純アルコールに換算して、1日平均約16ｇ）の飲酒をしている体の状態に相当するかを判定します。

4．心肺持久力（最大酸素摂取量）

心肺持久力は全身持久力とも呼ばれ、一定の運動を長く続けることができる体力や粘り強さのことをいいます。運動生理学の分野では、最大酸素摂取量の数値を測ることで心肺持久力を測定できると考えられています。最大酸素摂取量とは、1分間に体重1㎏あたりが取り込むことができる酸素の量（㎖／㎏／分）のことをいいます。

最大酸素摂取量が多いと心血管系疾患の罹患率や死亡率が低いことが明らかになっており、反対に最大酸素摂取量が低い人は、循環器系疾患や各種のがんになるリスクが高いことや、心肺持久力が低い人は高い人よりも3～4倍死亡率が高いことも報告されています。通常、最大酸素摂取量を計測するときには、被験者に自転車エルゴメーターやトレッドミルなどで体に運動の負荷をかけ、その最中に採取した呼気ガスを分析しますが、体力に自信がない人や高齢者の場合、こうした負荷試験が重労働になることもあります。

フォーネスビジュアスでは52種類の血中タンパク質のパターンを分析することでその値を推定し、推定した値を性別・年代に応じた基準値と比較して、結果を判定します。

5. 内臓脂肪

内臓脂肪とは、腹腔(ふくくう)内の腸間膜などについている脂肪のことをいい、内臓を保護したり、体温やエネルギーを調整したりする働きを担っています。脂肪というと体に悪いイメージがあるかもしれませんが、本来内臓脂肪は、体にとって有益な働きをするものです。しかしこれがつき過ぎると、健康に悪影響を及ぼすことがあります。

内臓に脂肪がつき過ぎており、さらに、血圧、血糖、血清脂質のうち2つ以上が基準値から外れている状態をメタボリックシンドロームと呼び、心臓病や脳卒中の発症リスクが高まることが知られています。

内臓脂肪の怖いところは、太っているなど見た目だけでは脂肪がどれだけついているか、分からないということです。例えば肥満度を示す指数にＢＭＩ（Body Mass Index）

というものがあり、日本肥満学会の判定基準によれば、18・5以上25未満が普通体重であり、それを超えると肥満とみなされます。しかし、BMIが25未満で痩せて見える人でも、内臓に脂肪がつき過ぎている場合もあり、この場合はメタボリックシンドロームよりも危険とされています。このようなケースは一般に「隠れ肥満」といわれますが、これがなぜ危険なのかというと、隠れ肥満の原因はバランスの悪い食事や運動不足によって筋肉や骨量の減少が見られ、そのまま進行すると生活習慣病の発症リスクが高まるだけでなく、身体機能や筋力の低下などを引き起こし、自立した生活が難しくなることもあるからです。

フォーネスビジュアスは、51種類の血中タンパク質のパターーンの分析と、骨粗鬆症の診断などにも用いられるDEXAスキャンの測定値との相関をもとにして、内臓脂肪の重量を推定します。

6. 安静時代謝量

安静時代謝量とは、仰臥位（ぎょうが）（仰向けに寝る状態）あるいは座位（座っている状態）で、安静に過ごしているときの基礎代謝量のことをいいます。

基礎代謝量は、生命を維持するために消費される必要最小限のエネルギー代謝量を意味し、主に骨格筋や肝臓、脳、心臓、腎臓、脂肪組織などで消費されています。基礎代謝量は寝ているだけでも消費されるので、基礎代謝を上げることで痩せやすく、太りにくい身体になることができる、ということになります。安静時代謝量を正確に理解することで、基礎代謝を推定できるだけでなく、食事から摂取する必要のあるエネルギーや運動による消費が必要なエネルギー（必要運動量）を知るための手がかりになり、食生活や運動習慣の改善に役立ちます。

フォーネスビジュアスは、122種類の血中タンパク質のパターンを分析することで、実際の計測値に基づいて安静時代謝量を推定することができます。

これらにご興味のある方は、巻末に記載のサイトをご覧ください。

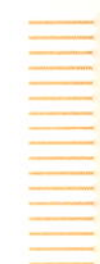

血中タンパク質を用いた疾患リスク予測の一例

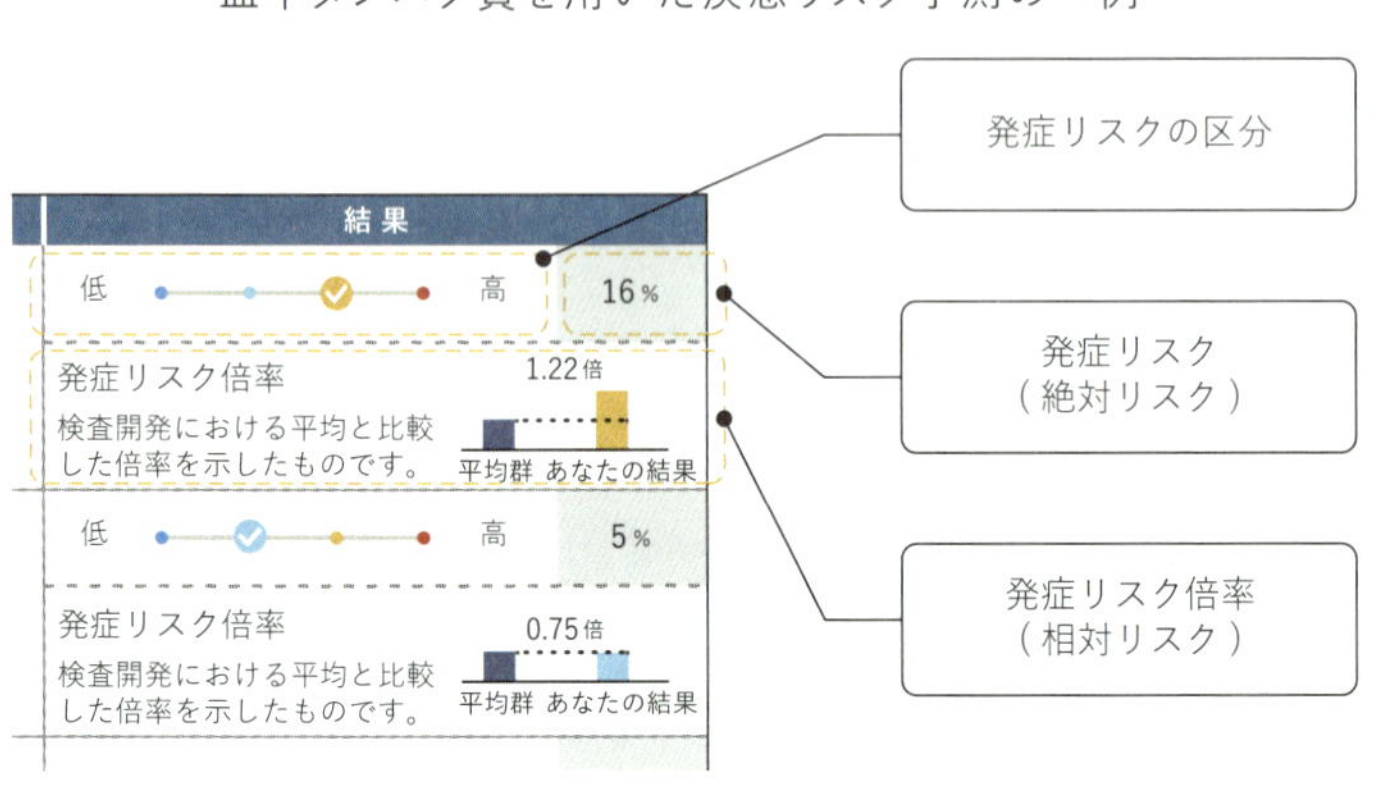

被験者が理解しやすい検査結果の提示で「検査後に何をするか」につなげる

受診した医療機関の医師を通して提供されるフォーネスビジュアスの検査結果報告書（図は2024年11月時点のもの）は、シンプルです。直感的に理解しやすいよう、各疾患の発症リスクが明快にグラフ化されていますし、疾患に関する一般的な知識や生活習慣と疾患の関係についても受診者の理解を促しています。

まず測定結果をもとに、各疾患が出現するリ

血中タンパク質を用いた全検査結果の一覧表の例

将来の疾患予測	結果	
20年以内の認知症 発症リスク	低 — 高	16%
	発症リスク倍率 検査開発における平均と比較した倍率を示したものです。	1.22倍 平均群 あなたの結果
5年以内の認知症 発症リスク	低 — 高	5%
	発症リスク倍率 検査開発における平均と比較した倍率を示したものです。	0.75倍 平均群 あなたの結果
4年以内の心筋梗塞・脳卒中 発症リスク［タイプⅡ］	低 — 高	27%
	—	
5年以内の肺がん発症リスク	低 — 高	0.9%
	発症リスク倍率 検査開発における平均と比較した倍率を示したものです。	1.00倍 平均群 あなたの結果
4年以内の慢性腎不全 発症リスク	低 — 高	—
	発症リスク倍率 検査開発における平均と比較した倍率を示したものです。	0.25倍 平均群 あなたの結果

現在の体の状態	結果	
耐糖能	正常 — 異常の疑い	—
肝臓脂肪	少 — 多	—
アルコールの影響	小 — 大	—
心肺持久力（最大酸素摂取量）	高 — 低	36.9 mL/kg/分
内臓脂肪	少 — 多	1846g
安静時代謝量	多 — 少	1019 kcal/日

上は将来の疾患予測、下には現在の体の状態が表記されている。

スク（絶対リスク・慢性腎不全を除く）をパーセンテージで表示します。さらに、発症リスク倍率（相対リスク）を○倍という数字で示します。これは検査開発における平均と比較して、「あなたがその疾患を発症する確率は、何倍か」を示す数値です。

そしてこの相対リスクを、例えば認知症ですと「平均群よりも半分以下」「平均群の半分より大きいか、等しい」「平均群より大きく、1・5倍以下」「平均群の1・5倍より大きい」という4段階に分け、疾患を発症するリスクを低から高までの4段階で表示します。文字で書くと小難しいように思われるかもしれませんが、これらを直感的に理解できるよう、検査結果報告書では簡単なグラフとビジュアルで示しています。

それから、耐糖能や肝臓脂肪など、現在の体の状態を示す6項目についても同様に、正常か、それとも異常の疑いがあるか、高いか、低いかなどをグラフで示します。

しかし、どれだけ情報量が多く、精度の高い検査結果が手渡されたとしても、そこから生活習慣を改善するための解答を見いだし、実行しなければ宝の持ち腐れになってしまいます。実際、人間ドックや健康診断を受けても、受けたという事実に満足してしまい、結果表が机の上に置きっぱなしになっている人も少なくないと思います。

なぜ、人間ドックや健康診断の検査結果を現実に活かすことができないのかといえば、「検査結果の見方が分からない」「何かをしなければいけないのは分かるけれど、具体的に何をすればよいのか分からない」「生活習慣を改めなければならないのは分かっているのだけど、どうも気が進まない」といったことが理由として挙げられます。

一般的な検査結果を活かすことができない理由の一つ目「検査結果の見方が分からない」ということについていえば、確かにそのような場合もあると思います。小難しい数値や専門用語が羅列しているだけの結果表をポンと渡されても、一般の人であれば戸惑うのは当然かもしれません。また二つ目の「何をすればよいのか分からない」という場合、例えばコレステロールが高いと検査結果が示していても、それではコレステロールを下げるためにはどうしたらよいのだろうと悩んでしまいます。インターネットで検索して、コレステロールを下げるためには飽和脂肪酸の取り過ぎに注意しなければならないことは分かっても、今度は飽和脂肪酸を控えるにはいったいどうしたらよいのだろうか、と途方に暮れてしまいます。そして三つ目の「分かっているけれど、気が進まない」という人の場合は、最も厄介かもしれません。頭では生活習慣を改善しなければならないのは分かっているけれど、でも気が乗らないのです。毎日の晩酌が楽しみで一日仕事を頑張っている人に、「一切、お酒を飲まないでください」というのは酷ですし、夜にケーキを食べるのが癒やしのひとときという人に「甘いものは禁止です」といえば、ストレスで代償行動に走ってしまうかもしれません。

このように、検査結果を活かして健康になるために役立てるには、「検査を受ける」という行動だけでなく、「検査後に何をするか」ということが非常に重要なのです。しかし残念ながら、現在日本で普及している健康診断や人間ドックの多くは、ここをカバーしきれていません。多くの人が検査を受けっぱなしで終わりにしていますし、「さて、人間ドックで何を指摘されたかな?」と、その内容すら、記憶に残っていないことも少なくありません。

生活習慣を変えるには、伴走者が必要

がんや認知症、糖尿病などの慢性疾患を予防するには、生活習慣の改善が不可欠です。しかしそうはいっても、長年積み重ねてきた生活習慣を変えるのは、そうそう容易なことではありません。特に、足が痛い、頭痛がひどいなど、生活上で困ったことがなく、単に検査結果の数値が悪いというだけでは、生活習慣を改善しようというモチベーションも高まらず、「検査結果の数値はなんとなく悪そうだけど、とりあえず今は生活に支障はないから、まあいいか」といって放置してしまいがちです。せっかく検査結果がヘルスシグナルを示してくれているのに、このままの生活を続け、大切なアドバイスを無視してしまうのはとても残念なことです。数年後、本当にその疾患が発症したとき、泣くほど後悔することになるかもしれません。

そうならないように大事なのが、検査結果から生活習慣を改善するヒントを読み解き、

それを確実に実行するということです。そして、それを一人で行うのが難しいなら、適切な機関や専門家に頼ることができるのです。医療機関で受診できる人間ドックでは、検査の終わりに医師との面談があり、検査結果をもとに解説が受けられます。場合によっては病院に所属している管理栄養士から、食事指導が受けられることもありますし、保健師から生活全般に対するアドバイスがもらえることもあります。そのほか、健診機関による検査でも、検査後にフォローサービスが用意されていることもありますし、場合によっては産業医から各専門医につないでくれる可能性もあります。

とはいえ、せっかく専門家や専門医との面談の機会を得ても、「異常値はなさそうですね、このペースで生活を続けてください」「肝機能の数値がちょっと悪いですね、お酒を控えてください」くらいの、簡単なアドバイスで切り上げられてしまうことも多く、これでは、具体的な生活改善方法が分からず、何を言われたのか記憶に残っていないとなるのも当然かもしれません。自治体や厚生労働省が、健診の受診率を高めようとしているにもかかわらず、一般的な健診や人間ドックの受診率が伸び悩んでいるのは、このように、検査後のフォローアップが不十分であるから、という考え方もできます。

そうした課題を踏まえ、フォーネスビジュアスでは検査を受けた人を対象に、コンシェルジュサービスを提供しています。これは保健師の有資格者による面談サービス（1回の申し込みにつき40分間、計2回）を行うもので、面談では生活習慣改善メニューの提案を行い、行動変容の実現をサポートします。

例えば、糖尿病の疾病リスクが高い人が複数いても、ある人は大量にお酒を飲む習慣があるためにそのような結果になっているのかもしれませんし、またある人は、仕事柄生活が不規則で、夜間に糖質をガッツリ食べる生活から、糖尿病のリスクが高くなっているのかもしれません。

保健師と1対1で会話できるオンラインもしくは電話によるコンシェルジュサービスでは、一人ひとりのライフスタイルを考慮しながら、その人に最適なアドバイスを提供します。万人に向けた通り一遍のアドバイスよりも、自分に寄り添ってくれるアドバイスのほうが、その人の足を動かすのに有効であることは間違いありません。

改善するには心身すべてのバランスが重要

保健師との健康面談「コンシェルジュサービス」では、検査結果や過去の健診結果を踏まえ一人ひとりに適した総合的なアドバイスが提供されます。人間の健康状態はさまざまな要素によって影響を受けており、食事だけ改善したり運動を始めたりしただけでは健康状態を引き上げることが難しく、多角的に捉えることが必要です。

例えば、これまで食生活が不規則だった人が、決まった時間にバランスよく食べるようになったり、運動習慣がなかった人が毎日のウォーキングを習慣化したりすることは、確かに健康を築くうえでは重要です。しかし、もし睡眠時間が極端に少なく、毎日3時間しか眠っていないという生活を続けていたのであれば、健康を維持することは難しくなります。なぜなら睡眠は、心身を休息して疲労を回復させるだけでなく、生活習慣病を予防したり、免疫力を活性化したりする役割も担っているからです。睡眠時間が不十分だと交感神経が過度に興奮し、夜間の血圧が下がらずに高血圧の状態が持続することになります。また、食欲を調節するホルモンバランスが乱れ、肥満につながりやすくなります。

健康を維持するうえでは、オーラルケアも重要です。オーラルケアとは、口腔内の衛生を管理するということであり、単に虫歯予防のために歯を磨くということではありません。正しくオーラルケアを続けると、虫歯だけでなく歯周病の予防も期待できます。歯周病は歯茎の感染症で、唾液と一緒に歯周病菌が飲み込まれると、全身に菌がばらまかれることになります。すると、歯周病菌は体内で内毒素（エンドトキシン）という有害物質を撒き散らし、あちこちで炎症を起こします。その影響により糖尿病や肥満、心筋梗塞、脳卒中などの疾患が起こりやすくなるのです。

特に、糖尿病と歯周病の関係性は注目を集めており、日本臨床歯周病学会によると、糖尿病の人は、そうでない人に比べて歯肉炎や歯周炎にかかるリスクが高いとしています。また、歯周病になると糖尿病の症状が悪化することも報告されています。つまり、歯周病と糖尿病はお互いに影響し合い、どちらかが進行すれば、もう一方も悪化するという、相関関係を持っているのです。

死亡リスクの比較

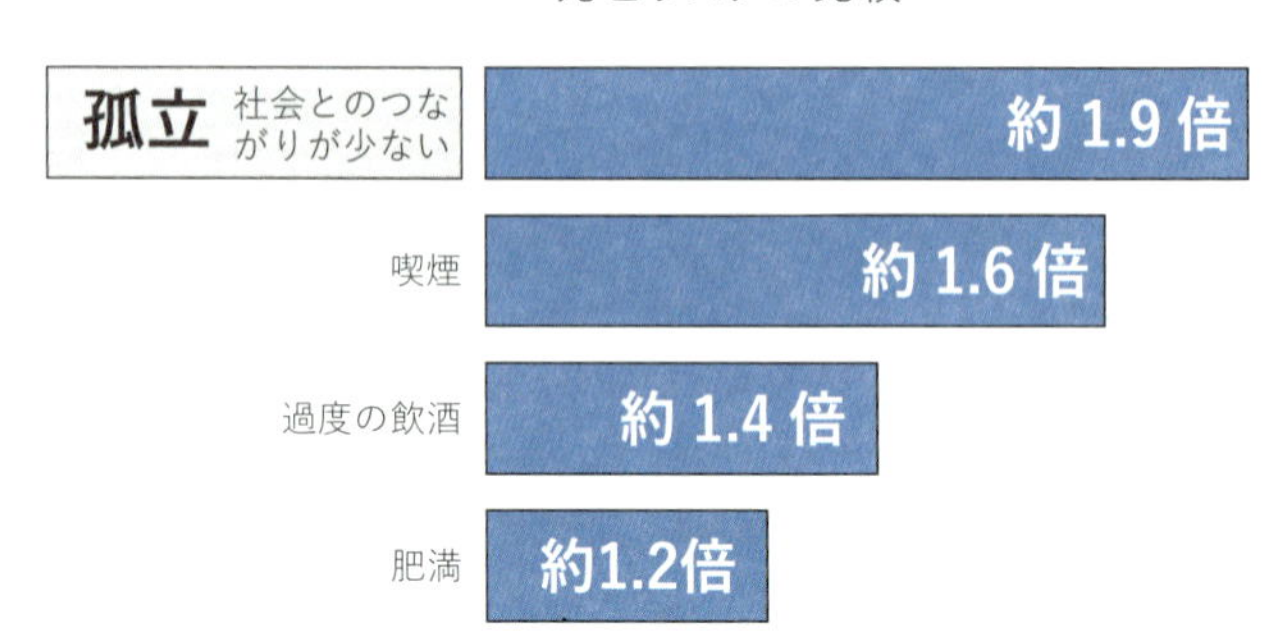

出典：NHK きょうの健康『延ばそう！健康寿命「孤立対策 マイペースで」』

それからもう一つ、健康を維持するうえでは「こころ」の健康も重要です。どれだけ良い食べ物を取り、運動を心がけ、睡眠を取ったり、オーラルケアを実践したりしても、こころに悩みを抱えていたのでは、真の健康とはいえません。近年の研究により、孤立は喫煙や飲酒、肥満などと同じく重大な死亡リスクであることが分かっており、孤立（社会とのつながりが少ないこと）は、喫煙や過度の飲酒、肥満よりも人間の死亡リスクを高めるとする報告もあります。

また、社会や他人とのつながりが少ないと、脳卒中や心疾患、認知症の発症リスクが高まることも指摘されています。

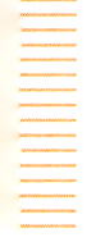

つながりが少ないと…（発症リスク）

脳卒中	約1.3倍
心臓病（狭心症・心筋梗塞）	約1.3倍
認知症	約1.5倍

出典：NHK きょうの健康『延ばそう！健康寿命「孤立対策　マイペースで」』

さらにほかの研究では、孤独を感じている人は、2型糖尿病の発症リスクが1・41倍に高まるということも明らかになっています。

人間は社会的な生き物であり、人との関係を持たずに生きることはできません。そのため、社会とのつながりが断たれるとストレスが募り、肥満や不規則な食生活、運動不足などを引き起こして生活習慣を乱します。その結果、さまざまな疾患のリスクが高まると推測されています。

また、アメリカで行われた研究によれば、孤独を感じている人ほど体内のヘルペスウイルスが活性化して、体内での炎症が活発になり、そのために免疫力の低下が引き起こされるということが確認されています。

こうした観点のうち、特にオーラルケアやこころは見落とされがちですが、どれか１つでも抜け落ちていては必ずそこから水漏れが起こり、健康を永続的に獲得することはできません。特定の観点に偏ることなく、総合的に心身のバランスを整えることで、真の健康状態を長く持続させることができるのです。

生活習慣を変えるのは「自分の内側」から湧き出た言葉

健康相談というと、あれを食べてはいけない、運動をしなければいけないなど、制限や義務を課されるイメージがあるかもしれません。確かに従来の健康相談はそのようなスタイルで、「人間の意思とは脆いもの。だから、人の行動を変化させるには、厳しくコントロールしなければいけない」という、ある種、スパルタ的な考えが根底にありました。しかし現在では、その考えが改められる傾向にあります。例えば教育の現場でも、生徒にあれをやれ、これをするなという押し付け一辺倒の指導は嫌われる傾向にあり、生徒の自主性に任せ、個性を伸ばす教育が尊重されています。

保健指導の現場でもそうした考えは共通で、疾病リスク予測の被験者にアドバイスを行うコンシェルジュたちも、「〜をやるな」という「Don't」のアドバイスよりも、「〜をやってみましょう」という「Let's try」のアドバイスを大事にしています。ある行動に対し、「やってはいけない」とアドバイスされれば、思考がその行動から離れがたくなります。例えば「お酒を飲んではいけない」と指示されれば、どうしてもお酒のことが頭から離れず、つい「1杯だけ……」と手が伸びてしまうのは、時間の問題です。そうではなく、「これまで毎日飲んでいたのであれば、1週間に1回は飲むのを控える日を作りましょう」「お酒を飲む量を減らせないのであれば、アルコール度数の低いお酒を選んでみましょう」とアドバイスします。また「どうしてお酒を飲むのか？」と理由を考えてもらい、「のどごしがスッキリして気持ちいいから」と答えた人には、「それなら、ノンアルコールドリンクでもスッキリできるものがありますよね。週に1日だけでも、そうしたドリンクに変えてみませんか？」と促します。

それでも、お酒に対する上手な付き合い方を見つけられない人もいます。その場合、コンシェルジュが「あなたは今60歳。平均寿命から考えると、あと20年くらい、生きることになりますよね。でも今お酒を飲み過ぎているために、人生の最後のステージで大きな制限をしなければならなくなったら、あなたはいったいどんな気持ちになりますか？　そうならないために、今、自分にできることは何があるか、一緒に考えてみましょう」とアドバイスすると「確かに、それもそうだな。今の自分にできることってなんだろう？」と自分ごととして考えるようになります。そして改善のためのアイデアが心のなかで浮かんできます。やがてそのなかから、これなら自分にもできそうだというものが自然と見つかります。それは自分の内側から湧き出た言葉であり、誰かに強制されたものでもありません。人間は、他人との約束よりも、自分との約束は案外しっかり守るものです。自分との約束を破ると、自らに対する信頼が損なわれたような感覚が生じます。

生活習慣を変えるのは、他人からの指示ではなく、自分の内側から湧き出た想いです。その背景には、「いつまでも思いどおりに生きたい」「最後の瞬間まで、自分らしくあり続けたい」という、健康への大きな欲求があるのです。

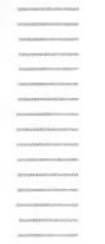

大きく生活を変化させようとせず、スモールステップを重ねていく

これまで何度も生活を改めようと決意し、挫折した経験のある人は多いと思います。失敗の原因にはさまざまなことが考えられますが、最も大きなものは、いきなり生活を激変させるような、大き過ぎる目標を立ててしまったということではないかと思います。例えばこれまでまったく運動習慣のなかった人が、明日から毎日10km走るぞと決意したところで、せいぜい続くのは3日間です。すぐに「今日は風邪気味だからやめておこう」「今日は筋肉痛がひどいから、無理をしないでおこう」と、自分に言い訳を作り、ジョギングを中断してしまいます。

以前、フォーネスビジュアス検査を受けた人に、70歳の男性がいました。いまだ現役で仕事を続けており、毎日多忙で溌剌(はつらつ)と見えるのですが、それでも年齢には敵いません。

「歩いているとき、つまずくことが増えた」「階段を上るとき、以前より息が荒くなった」という理由で、その男性はなかば妻に強制された感じで検査を受けに来ました。

検査結果はそれほど悪いものではなく、疾病リスクも高くありませんでしたが、それでも「体の状態」の項目のうち「心肺持久力」の数値はよくありませんでした。今後仕事を引退し、家にいる時間が増えれば、たちまち足腰が衰え、やがてサルコペニアになってしまうことは予想がつきます。ちなみにサルコペニアとは、寝たきりの一歩手前と呼ばれる状態で、「主に加齢が原因となり、栄養や運動が不足した生活が続くことで筋肉の量が減少し、体が衰えてしまうこと」と定義されています。

検査後の面談で、コンシェルジュは「何か運動を始めてみましょうか」と言いました。とはいえ、いきなりハードルの高い運動を提案したのでは続けられるはずがない、無理とはなから拒絶されてしまいます。そこでコンシェルジュは、なんとか頑張れば実現できそうなことをその男性と一緒に考え始めました。そしてとうとう、その男性から「スクワット10回を毎日2セットなら、自分にもできるかもしれない」という言葉を引き出したのです。本人の言葉ですし、70歳になっても仕事をバリバリと頑張る、意志が強い人ですから必ずやり遂げるだろうと思い、コンシェルジュは少しだけハードルを高めるため、「いずれスクワット20回を、毎日3セットできるようになったらいいですね」と付け加えました。

実はここが健康アドバイスのポイントで、本人の立てた目標に上乗せするようにして、「一歩先の目標」を伏線として張っておくのです。すると「それに比べたら、スクワット10回を毎日2セットなんて、大したことがない」というように思えてきます。こうすることで、課題に取り組むうえでのハードルを下げるのです。

目標を立てる際には、まずは実現可能なことを決めるのが大切です。しかしそれだけでなく、将来的には、これをできるようになりたいという、一歩先の目標も合わせて考えておくと、行動を継続するうえで役立ちます。そうすることで、自分が目指すべき道筋が見えてきます。真っ暗闇の森のなかを手探りで進むのは誰でも恐怖を感じますが、一枚の地図を持って森を進めば、それほど不安ではなくなります。生活習慣の改善もこれと同じで、初めに道筋を明確にしておくことが、継続するうえで大きく役立つこともあるのです。

イメージは具体的であればあるほど、行動が変わりやすくなる

フォーネスビジュアスの特徴の一つは、安静時代謝量や心肺持久力（最大酸素摂取量）も測定する、ということです。安静時代謝量が分かることで、一人ひとりに適した運動量や食事量を計算する手立てが得られますし、また、心肺持久力が分かれば適切な運動強度を設定することができ、身体活動量の増加に役立てることができます。

しかし、一般的な健康診断や人間ドックでは、これらの数値を計算することはほとんどありません。そのため、検査後の健康相談の際、コンシェルジュが安静時代謝量や心肺持久力の話をしても、あまりピンとこないような表情をしている人も少なくありません。

ところがコンシェルジュが次のような話をすると、面談者の表情は途端に変わります。

「心肺持久力（最大酸素摂取量）とは、心肺機能の強さを測定する検査です。心肺機能が

弱くなるとどうなるかというと、例えば駅の階段を上ったとき、ゼーハーする度合いがひどくなっていきます。今でさえ、ゼーハーいっているのであれば、高齢になったらなおさらです。心肺機能は加齢とともに低下してきますから、やがて、平坦な道を歩くこともつらくなって、外出するのが億劫（おっくう）になり、社会生活も閉ざされてしまいます。もっと高齢になればますます体力も低下して、いずれ、寝たきりの生活になってしまうかもしれません。残された人生の最後の時間、あなたは自分の思うとおりに、やりたいことをやり続けたいですか。それとも、ベッドの上で誰かに介護される生活を送りたいですか」

このようにストーリーとして心肺持久力について語ると、一層リアルに重要性が分かってきます。

加齢はすべての人間に対し、平等に襲ってきます。心肺機能を低下させる要因になりますし、筋力を衰えさせたり、認知機能を低下させたり、加齢はなかなかの「強敵」です。しかし、強敵がいつか襲ってくると予測し、それに対して若いときから準備しているのと、強敵が襲ってきてから対策を考えるのとでは、結末が大きく異なることは予測できるのではないでしょうか。童話「アリとキリギリス」のエンディングにもあるように、「備えあればうれいなし」というのは、人間の健康にも当てはまる考え方なのです。

生活習慣の改善は「無意識」を「意識」すること

肥満は万病の元ともいわれるように、肥満から派生する病気には2型糖尿病や脂質異常症、脳梗塞、心筋梗塞などさまざまあります。しかし「肥満」と指摘された人の多くは、その言葉をそれほど重要なものとは捉えていません。なぜなら肥満であることによって、なんらかの痛みが出ているわけではありませんし、生活上の不都合はほとんどないからです。それでも肥満は生活習慣病の上位に位置するという認識を持つ必要があり、まずはこの事実をしっかり認識しておく必要があります。

コンシェルジュによる健康相談でも、肥満を解消するためのアドバイスを聞かれることがあります。そのなかで、頻繁にコンシェルジュが口にし、しかも効率よく肥満を解消するためのコツが「ベジファースト」というアドバイスです。

ベジファーストとは、食事の際にはまず野菜から食べるという意味です。なぜ、野菜を先に食べるのが良いのかというと、野菜に含まれる水溶性食物繊維が血糖値の急上昇を抑えてくれるからです。通常、血糖値が上昇すると膵臓のランゲルハンス島（膵島）からインスリンが分泌されることになります。インスリンは肝臓や筋肉、脂肪細胞にブドウ糖を取り込む働きがあり、これにより、血液中の血糖値は一定に保たれます。

しかし、普通の速度に比べて血糖値が急激に上昇すると、脳は早く血糖値を下げなければと判断し、インスリンを過剰に分泌してしまいます。その結果、せっせと体内にブドウ糖が取り込まれますが、恐ろしいことにインスリンは脂肪合成を高めたり、脂肪分解を抑制したりする働きを持っています。そのためインスリンの分泌が盛んになると、脂肪が蓄積しやすくなってしまうのです。

こうした流れを予防してくれるのが、ベジファーストです。つまり、糖質を取る前にまずは野菜を食べておき、食物繊維を体内に蓄えておくことで、血糖値の上昇が緩やかになるのです。とはいえ、「食事をするときは、野菜から食べましょう」と言われても、いまいちピンとこない人が多いのも当然です。野菜から手をつけたとしても、すぐにご飯へ箸を伸ばしていいのか、それとも、ご飯は最後に食べなければならないのかなど、細かいアドバイスを聞くことがないからです。

そこでコンシェルジュは、こんなふうにアドバイスをしています。

「目の前に、ご飯、メインの肉料理、野菜の副菜、おみそ汁が並んでいると想像してください。まず、あなたはどの料理へ箸を伸ばしますか？」

ベジファーストを知っている人なら、まずは野菜の副菜と答えるはずです。

「はい、正解です。それでは次に、何を食べますか？」

ここで肉料理が好物ならメインのお皿へ箸が伸びるかもしれません。あるいはご飯が大好きな人なら「ご飯」と答えるかもしれません。しかしこの段階で「ご飯」と答えるのはNGです。コンシェルジュによれば、「メインの肉料理や、野菜の副菜を半分くらい食べたところで、やっと一口、ご飯を食べるのが正解」です。

このように食卓をリアルにイメージしてベジファーストを考えると、具体的に、どのタイミングでご飯を食べればよいのか、どのように食べると、血糖値が上がりやすくなるのかということが理解しやすくなります。そして、実際に食事をするシーンでも、コンシェルジュとの会話を思い出しながら、おかずを半分食べるまで、ご飯は控えておこうと意識できるようになるはずです。

生活習慣を変えるうえで、意識できるようになるということは、とても大切な意味を持ちます。人間の意識には、顕在意識と無意識の2種類があります。顕在意識とは本人が自覚している意識であり、無意識とは普段認識することができない意識のことをいいます。例えば、新聞を右手で受け取ったり、茶碗(ちゃわん)を左手で持ったり、ドアのノブを右手でひねったり、こうしたことすべてを無意識で行っているはずです。脳科学の研究によれば、人間の行動の約9割は無意識に行われており、意識して行っているのは、わずか1割に過ぎないことが分かっています。

生活習慣の改善とは、言い換えればこの無意識の9割を意識して行うということです。これまで何気なく、「いただきます」のあとで真っ先にご飯へ箸を伸ばしていた人は、「ちょっと待て、まずはベジファーストだ」と、自分の心にストップをかけます。そして、野菜、肉と食べ進み、そろそろご飯へ移ってもいい頃だと、意識的に判断します。こうすることで行動が変わり、それをコツコツと繰り返していくうち、新しい習慣が築かれていくのです。

「フォーネスビジュアス」で健康レベルがアップした実例

血中タンパク質を用いた疾病リスク予測「フォーネスビジュアス」で将来の疾病リスクを知り、コンシェルジュによる健康相談を受け、そのアドバイスを実生活へ取り入れた結果、健康レベルがアップしたことを実感している人もいます。

これから紹介する2つの例は、年齢もライフスタイルもまったく違いますが、検査を受け、コンシェルジュからアドバイスをもらい、それを実践していくプロセスからさまざまな示唆が得られます。とりわけ無理をせず、楽しみながら健康レベルを向上させていく様子はポジティブな雰囲気が伝わってきますし、体だけでなく、心も健康であることが重要という大切な事実を体現しているかのようです。

【実例1．40代男性】

40代のAさんは、企業の管理職につき毎日忙しく過ごしています。仕事柄、会食の機会も多く食事が不規則になりがちなうえ、もともとお酒が好きだったので自宅で夕食を取るときにも、日本酒や缶ビールを大量に飲むのが日課でした。仕事でのストレスも多く、運動習慣はゼロ、短距離の移動でもタクシーを使うなど不健康を絵に描いたような生活だったとAさんは当時のことを振り返ります。

そんなAさんが、血中タンパク質を用いた疾病リスク予測を知ったのは、知人からの紹介がきっかけでした。会社で受ける健康診断ではD判定ばかりで「精密検査を受けるよう指摘されているのにいつも無視していた」とAさんは話します。「きっと今回の検査も、そういう結果になるのだろうな」と思いつつ検査を終え、しばらくしてから検査を受けた医療機関へ結果を取りに行きました。恐る恐る開いた検査結果で真っ先に目についたのは「心筋梗塞・脳卒中のリスクが8％」という数字でした。しかしAさんは「たった8％か」と楽観的に受け止めました。これが2桁だったらショックを受けたかもしれないけれど、1桁ならまだよしと考えよう、それくらいの気持ちだったのです。

検査結果を受け取ってしばらくして、コンシェルジュとの健康相談の日がやって来ました。この相談により、Aさんは「心筋梗塞・脳卒中のリスクが8％」という事実の重さに初めて気づくことになったのです。確かに8％という数字はそれほど高くないように見えますが、もしこれが10％であれば、10人に1人が発症するという計算になります。そう考えると、8％という数値は決して見逃すことができない深刻な数値でした。

コンシェルジュはまず、「お酒の飲み方を変えましょう」とアドバイスしました。お酒をやめられないことはコンシェルジュにも分かっていたので「それなら、自宅で飲む缶ビール数本のうち、1本は低アルコールドリンクのものにしましょう」と言ったのです。最近では低アルコールドリンクのラインナップも豊富にそろっており、コンビニの棚にもアルコール度数が3％以下のものがたくさん並んでいます。缶ビールを低アルコールドリンクに変えることはそれほどハードルが高くなく、Aさんはあっさりとクリアすることができました。

するとコンシェルジュは次回の健康相談のとき「それでは、運動を始めてみましょう」

と言いました。これまでは短距離でもタクシーを使っていたのに、これからは徒歩で目的地へ行かなければならないというのは、初めはつらい修行のようでした。しかし歩くようになると「こんなところに新しい店ができたのか」「この公園は一息入れるのにいいスポットだな」などたくさんの気づきがあり、少しずつ楽しくなっていきました。そして、スマートウォッチを着用し、毎日どれくらいの距離を歩いたか記録することにしました。歩いた距離が数値化されると、ますますやる気が増してきます。今では駅までの20分程度の距離なら楽に歩けるようになりましたし、週末にはジョギングまでも楽しむようになりました。

そうした生活を続けて1年後、再度検査を受けてみると、心筋梗塞や脳卒中の発症リスクは8％から2・5％に低下していました。さらに会社で受ける健康診断では堂々のA判定、体重も20kg減り、体が軽くなったとAさんは話します。さらに体の変化は心にも良い影響をもたらし、以前は眠りが浅く、熟睡感がなかったといいますが、今では睡眠の質が上がりすっきりと目覚められるようになりました。そのおかげで仕事のパフォーマンスも上がり、充実した毎日を送れるようになったとうれしそうに語ります。

【実例2．70代男性】

70代のBさんはすでに現役を退き、自治会の役員を務めるなど精力的に活動しています。これまで大病の経験もないことから、あまり健康に気をつけたことはありませんでした。喫煙歴もなく、特に持病もありません。ただしお酒が大好きで妻からも「もう少し控えたら」と言われています。また、友人たちにも「最近、太ってきたんじゃないか」「お腹が出てきたな」と言われることが多くなり、たまたま知った疾病リスク予測の検査を受けることにしました。検査は少量の血液を採るだけであっという間に終了し、「これまで受けたどの健診や人間ドックよりも簡単だった」とBさんは話します。

結果が手渡されたのは、約1カ月半後です。早速用紙を開いてみると、疾患の発症リスクは思ったよりも高くありませんでした。特に気になっていたのはがんのリスクで、周りでもがんで死亡する人が増えていたため「もしかして自分も……」といった不安はありました。ところが、5年以内に肺がんが発症する確率は0・9％で、そのほか認知症を5年以内に発症する確率も3％と「思ったほど悪い結果ではなかった」と言いました。

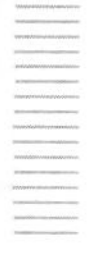

しかし気になったのは、「肝臓脂肪」の項目です。肝臓は沈黙の臓器と呼ばれ、よほど機能が低下するまで症状が出ないことも少なくありません。再生力の強い臓器ではありますが、一旦、炎症が慢性化すると元に戻らないという特徴があります。そのため、肝臓の疾患が発症する前段階で、予兆に気づいて早めに対処することが非常に重要なのです。Bさんの肝臓脂肪の項目には「多」という判定がついていました。毎日飲酒をする生活を送っていたので、自分でも「やっぱりと思った」とBさんは振り返ります。

その後、コンシェルジュとの面談日程が決まりました。きっとお酒をやめるように言われるんだろうなとBさんはゆううつな気分で臨みましたが、意外にもコンシェルジュは「お酒をやめましょう」とは一言も言いませんでした。コンシェルジュがアドバイスしたのは「瓶を開栓したらその日をメモするようにしてください」「月1、2日は休肝日を作りましょう」という2点だけでした。それまでは瓶を空にするのに何日かかっているか、Bさんはまったく知りませんでした。しかし開栓した日をメモすれば、いったい自分がどれくらいのペースで飲酒しているのか意識できます。

開栓日を記録するだけなら簡単だと思い、早速次の日から始めたところ、それは思った

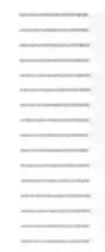

以上に効果がありました。こんなに早く飲んでいたのかと飲酒のスピードを自分で知ることができましたし、瓶を空けるスピードがだんだん遅くなってきたなど、以前と今を比較できるようになりました。そして、瓶を空ける速度が落ちれば落ちるほど、小さな達成感が胸に生まれるのを感じました。また、完全に断酒することはできなくても、月に1、2日程度ならお酒を飲まずに済ませることもできるようになりました。そのうちお酒だけでなく、「野菜を多めに取るようにしよう」「1駅分、歩いてみよう」など、自然と健康を意識した行動が生まれるようになりました。

現在は気になっていたお腹も少し凹み、自然と体重も落ちてきました。そしてBさんは「どれだけ数値が変化したか確認したい」と、1年後に再度検査を予約しました。さらに「次の検査までにもう少し飲酒量を減らしたい、それによってどれだけ肝臓脂肪の数値が変化するか見てみたい」と、いきいきと話します。

2つの例で共通していえるのは、生活習慣の改善を楽しみながら行っているということ、そして自主的に2回目の検査を予約しているということです。長年しみついた生活習慣を変えることは、時に難しい場合もあります。はじめから自分にはお酒がやめられないなど、生活習慣を変えることを放棄してしまう人もいます。しかし、コンシェルジュとの会話には健康習慣を改善するためのアイデアがたくさん含まれていますし、これなら自分にもできそうという改善策を見つけることは、それほど難しくありません。そして、それをコツコツと実践できれば、無理だと思っていたことが自分にもできた、という充足感や満足感が湧き上がってきます。そうなれば、その習慣を継続することは簡単です。自然と、「自分の努力がどれだけ成果として表れているのか、もう1回検査を受けて確認してみよう」という思いが生まれます。日々の努力を検査の数値で確認し、その結果をさらに生活習慣の改善に活かす、という好循環は、健康を維持するうえでとても役立ちます。このように、血中タンパク質を用いた疾病リスク予測や、その後に行われるコンシェルジュのアドバイスは、健康でありたいと願う人にとって大切な伴走者になるのです。

第 5 章

病気は予測し防ぐ時代へ

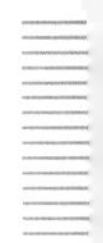

これからは、病気は未然に防ぐもの

日本をはじめ、先進国における医療技術の発展はめざましく、以前は治療法が見つからなかった疾患も、今は治療の手段が見つかり始めています。病気を完治させることは難しくても、薬剤などを上手に活用すればコントロールできる疾患も多くなりました。

しかしそれでも病気になってから治療を始めるよりも、そもそも病気にならないように予防するほうが、その人の人生においてはとても重要であることは確かです。病気にならないように予防するために施される医療のことを予防医療といいますが、現在、予防医療が世界的に注目を集めているのには、3つの理由があります。

1つ目の理由は、死亡率を低下させる可能性があるということです。2023年に厚生労働省が公表した「人口動態統計」によれば、日本の3大死因は第1位が悪性新生物（がん）、第2位が心疾患、第3位が老衰です。これらのうち、悪性新生物と心疾患は食事や運動などと深い関わりを持っていることが明らかになっています。つまり、生活習慣を改善することによって、発症そのものを防ぐことができる可能性があるのです。一人ひとりが予防医療の意識をもって生活習慣を改善すれば、日本人の寿命はもっと延びるかもしれません。

2つ目の理由は、健康寿命が延びる可能性があるということです。病気を理由に、これまで大好きだったことや、継続してきたことができなくなるのは、人間にとってとても悲しいことです。場合によっては生きる意味すら失ってしまうかもしれません。しかし病気を未然に防ぐことができれば平均寿命と健康寿命の差が縮まり、日常生活が制限されることなく、自分らしく、最期まで命を全うできる可能性が高くなります。つまり予防医療に努めることで、人生の幕が下りる最期の瞬間まで、望みの人生を生きることができるかもしれないのです。自分は、どんな最期を迎えたいかと想像してみれば、予防医療の重要性は明らかです。

3つ目の理由は、社会保障費を抑制できるということです。高齢者の割合が増えれば増えるほど、当然、医療費は増大します。特に日本では少子化が進んでいるため、高齢者の医療費は若者たちの肩にずっしりとのしかかります。しかし、高齢者がいつまでも健康で生涯現役でいることができれば、医療費は削減され、社会保障費の仕組みも維持できるはずです。就業者数が増えれば税収や社会保障料収入にも変化が期待できます。また、自立して生活できる高齢者が増えることで、家族の介護負担なども軽減されますから、その分、就業者数が増加するということも予測できます。

日本には国民皆保険という制度があり、誰でも簡単に医療へアクセスすることができます。そのため病気になるのを防ぐよりも、病気になったら治療するという思考へ傾きがちです。しかし、人生の最後のご褒美の時間が、病院に行き薬をもらうことや、注射を打ってもらうスケジュールで埋まって「その日は病院に行かないといけないので、子どもたちや孫と交流する時間がとれない」といったような日々が続くと、何のために長生きしているのか分からなくなる人もいると聞きます。

病気になることで失うものはたくさんあります。時間、お金、そして何より生きることへの満足感や充足感は、病気によって奪われてしまいます。若いときや健康でいるときには、なかなか想像しづらいことですが、一人ひとりが予防医療に目を向けることで確実に日本の未来を変えることができると思います。

病院は向き合う場所
カウンセリング　癒やしの場に

病院は高齢者の集会所になっていて、「最近、あの人見かけないわね」「病気なんじゃない？」という笑い話も聞かれるほど、高齢者にとって病院通いは日常的な習慣になっています。日本の受診回数は主要国のなかで最も多く、日本人の病院へ行く回数はアメリカ人の3倍程度という報告もあります。当然ながら、たくさんの人が病院へ行けばその分、医療費支出は上昇し、国民1人当たりの負担も増大します。

では、通院の回数が多ければ多いほど、健康レベルは引き上がるのかというと、必ずしもそうとは限りません。内閣府が発表した調査によると、自分のことを「健康である」と回答した人は、日本では男女とも過半数程度しかいません。一方、アメリカでは70％前後

各国の健康状況調査結果

		健康である	あまり健康とはいえないが、病気ではない	計
日本	男性	51.3%	39.9%	91.2%
	女性	50.4%	41.8%	92.2%
アメリカ	男性	75.3%	20.9%	96.2%
	女性	67.0%	25.8%	92.8%
ドイツ	男性	31.8%	60.3%	92.1%
	女性	33.6%	58.7%	92.3%
スウェーデン	男性	68.4%	23.6%	92.0%
	女性	65.9%	23.7%	89.6%

内閣府「高齢者の生活と意識に関する国際比較調査」(2020年)をもとに作成

の人が「自分は健康である」と回答しています。これにより、病院へ行けば行くほど健康になるとはいえないということが分かります。

日本人が病院へ行く回数が多いことにはさまざまな理由があります。例えば、アメリカと違って日本ではホームドクター（主治医の制度）がなかなか定着しないということもあります。

医師に「それでは来週にまた来てください」と指示されれば患者は通わざるを得なくなります。その結果として、病院に通い過ぎる高齢者が増えるのも当然です。もしも病気を発症してから治すのではなく、発症する前に防ぐという予防医療が一般化すれば、病院の役割はおのずと変わってくるはずです。まず、通院する人の数が必然的に減ってきます。病気ではないのですから、病院へ行く理由がなくなるのです。それから、病院における医師や看護師の対応も変わってきます。これまでは待合室が患者であふれているため、いわゆる3分診療にならざるを得ないケースがほとんどでした。医師は多くの診察に対応しなければいけないため、患者一人ひとりに時間をかけることが難しいのです。

しかし、患者の数が減れば一人と向き合う時間は長くなります。患者が長話をしたとしても、うんうんと優しく耳を傾ける余裕も生まれてきます。痛みには主観的なものもあり、医師が話を聞いてくれたというだけで心が癒やされ、症状がすっと和らいでいくこともあります。このように予防医療が普及すれば、病院は病気を治すところではなく、癒やしの場所になるかもしれないのです。

幸福に生きる時間を延ばす

「あなたは幸せですか？」と尋ねられて、イエスと即答できる人は、もしかしたらそれほど多くないかもしれません。しかし、先進国において行われた研究によると「あなたは幸せですか？」と聞かれてすぐにイエスと答えられる人は、平均して7・5年長生きできるという結果が報告されています。幸福な人ほど長生きするということが、多くの研究により明らかになっています。

なぜ、幸福な人は長生きするのかという理由についてはさまざまなことが考えられます。ストレスが少ないなど精神衛生上の要因もあるでしょうし、幸福であれば心のゆとりが生まれ、自分の健康状態を上手にコントロールできるということもあると思います。反対に、自分は不幸だと思えばタバコやお酒などに逃げ道を求めることもあるかもしれず、そうした悪習慣が健康を害し、寿命を縮めているのかもしれません。

読者の皆様のうち「幸福（ウェルビーイング）」とは何か知っている人は少ないのではないかと思います。これまで幸福ということに関する絶対的な定義はどの機関によっても設けられておらず、一人ひとりが「幸福とは、このようなもの」というイメージを持っているに過ぎませんでした。

しかし現在、世界ではＩＳＯ（国際標準化機構）の基準に準拠して、幸福を定義しようという動きが進んでいます。とはいえ、幸福を改めて定義するプロセスは非常に難解で、「幸福とは何か？」という意見を各国が持ち寄ったところ、それぞれの回答はバラバラで、まさに侃侃諤諤（かんかんがくがく）の状態だったと聞きました。宗教心が篤い国もありますし、食糧事情が貧しい国もあります。内戦や他国との紛争など、武力の脅威にさらされている国もありますし、環境がそれぞれの国で異なるため、共通した幸福の定義を定めることは、非常に困難な作業のようです。

今、ようやく「幸せ」の国際的な認識が一致して、言葉で記述されるような方向性が示され始めています。それは、ウェルビーイングは「改善していくプロセス」として諸外国の承認が取れそうだと聞いています。例えば、今日よりも明日はもっと良くなる、未来には何かがもっと改善されるという、希望を信じている状態を幸福（ウェルビーイング）と考えようという提案が、多くの国から共感を集めています。

幸福とは言い換えれば、未来に対して希望が持てるということです。そう考えれば、たとえ宗教感や経済環境、食糧事情などが異なる国々であっても、幸福という定義を共有することはできますし、もっといえば、どんな病気やハンディキャップがあろうとも、誰もが幸福になれるということになります。

アメリカで注目を集めている非営利団体に「Positive Exposure」というものがあります。これは、アルビノなど遺伝的な疾患があり、外見にコンプレックスを持つ人たちを一流カメラマンが撮影し、自信をつけてもらうと同時に、社会の意識変革を促す活動をしている団体です。1998年、世界的に著名なファッション誌で活躍していたカメラマン、リック・グイドッティ氏が中心となって立ち上げられました。それまでリック・グイドッティ氏は、ハリウッドで華やかなスーパーモデルを被写体として写真を撮っていましたが、その一方、一般的な「美」の概念に疑念を覚えるようになりました。そんななか、彼はアルビノという遺伝的疾患を持つ女性に出会ったことがきっかけで、自分がこれまで限定的な美の意識にとらわれていたことに気づいたのです。外見をコンプレックスに感じ、人前でうつむくことしかできなかった人たちに、彼はポジティブな言葉をかけ、たくさん写真を撮りました。するとその人たちは、まるで生まれ変わったかのように笑顔があふれ、ふるまいも堂々とし始めました。そして自分の姿に自信を持ち、いきいきと外を歩くようになりました。誰もが「明日はもっと良くなると希望が持てる」とは、こういうことです。ほんのちょっとしたきっかけで考え方や行動は変わり、明るい未来を思い描くことができるのです。

健康で長生きできる仕組みづくり――自治体との連携事例

そうはいっても、長年積み重ねてきた考え方を個々人が改善するのは、なかなか簡単なことではありません。そこで日本全体の健康レベルを向上させるために有効と考えられているのが、自治体が主体となったウェルビーイング地域拠点の整備です。つまり自治体が主として動き、社会の仕組みとして健康増進をサポートする体制を整えるのです。

2023年3月、疾病リスク予測検査「フォーネスビジュアス」は熊本県荒尾市との共同プロジェクトに着手しました。市の呼びかけによって集まった100人の市民に対し、荒尾市民病院にて疾病リスク予測の検査を行ったのです。現在、日本ではますます高齢化が進んでいますが、荒尾市の高齢化率は、日本の平均を上回る36・23%にものぼっています(2023年2月現在)。特に、医療給付費の内訳を見ると、生活習慣が原因となる疾患の割合が高くなっています。そこで、生活習慣の改善による健康増進をサポートし、市民の健康寿命の延伸や医療・介護給付費の増加抑制、持続可能な財政経営を図ることを目指して、荒尾市とフォーネスビジュアスの共同作戦が開始されました。

検査に参加したのは40~70代の人たちです。検査では認知症など将来の疾病リスクを可視化し、そのうちハイリスク者に対しては官民連携で生活習慣の改善による健康増進をサポートすることが計画されました。また、特に疾病リスクが高くない場合でも、さらに健康レベルを向上させるために、自分で生活習慣の見直しを続けることが大切です。あわせて、定期的に自治体の健診などの検査を受け、異常の早期発見を目指します。つまり、検査サイクルと生活習慣改善サイクルの2つの車輪を互いに関連させながら絶え間なく回転させ続けることにより、一人ひとりの健康状態を高めています。これにより市民の健康寿命の延伸や医療・介護給付費の増加抑制、さらには自治体の持続可能な財政経営を図ることができるのです。

現在は荒尾市だけでなく、ほかの自治体からも「自分たちの市町村でも血中タンパク質を用いた疾病リスク予測を取り入れて、住民が健康で長生きできる仕組みづくりを行いたい」という声が寄せられています。特に、多くの自治体が悩んでいるのが認知症の問題です。

今後、高齢化が進むにつれて認知症の患者がますます増加するだろうということは明らかであり、慶應義塾大学の試算によれば、日本の国家予算の4分の1にあたる約24兆円が、近い将来認知症患者の対策に費やされるとされています。世界に先駆けて高齢化が進行している日本の動向を、ほかの国は静かに観察しています。自治体主導でこの検査を組み込んだ体制づくりを進めることで、市民一人ひとりが健康で長生きできる健やかな生活をサポートできるだけでなく、健全な財政を維持できる可能性が高まるのです。

荒尾市での検査のあと、参加者からは次のような声が寄せられました。

「こんな少ない量の採血で、未来の認知症とか心筋梗塞、脳卒中の発症リスクが分かるのが素晴らしい」

「健康診断で糖尿病と診断され、自身の体に不安がある。新しい技術、未来の技術で重大な疾病リスクが予測できるなら、とてもうれしい」

「家族や兄弟など周りでも病気で亡くなる人が多い。事前に病気のリスクが分かることで、対策を打つことができるのは素晴らしいと思う。もっとこの取り組みを広げてほしい」

「大好きなゴルフを80歳になっても続けたい。そのためには今の自分の状態を知り、健康を維持したい」

こうした声は、高齢な住民の皆様が健康に対して感じているリアルな不安を反映してい

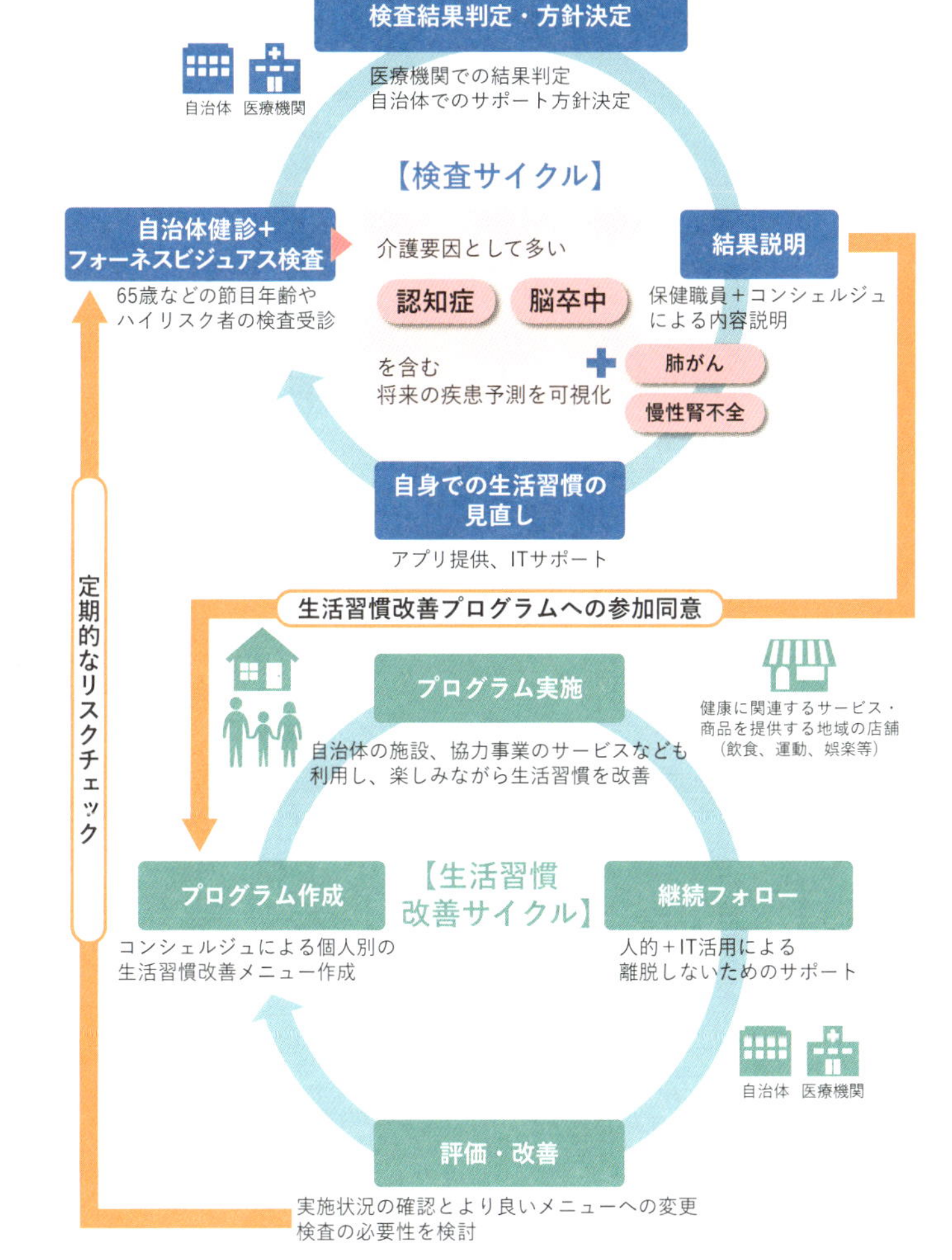

自治体との連携事例
検査結果判定・方針決定
自治体
医療機関
医療機関での結果判定
自治体でのサポート方針決定
【検査サイクル】
自治体健診+
フォーネスビジュアス検査
65歳などの節目年齢や
ハイリスク者の検査受診
介護要因として多い
認知症
脳卒中
を含む
将来の疾患予測を可視化
肺がん
慢性腎不全
結果説明
保健職員+コンシェルジュ
による内容説明
自身での生活習慣の
見直し
アプリ提供、ITサポート
定期的なリスクチェック
生活習慣改善プログラムへの参加同意
プログラム実施
自治体の施設、協力事業のサービスなども
利用し、楽しみながら生活習慣を改善
健康に関連するサービス・
商品を提供する地域の店舗
(飲食、運動、娯楽等)
プログラム作成
コンシェルジュによる個人別の
生活習慣改善メニュー作成
【生活習慣
改善サイクル】
継続フォロー
人的+IT活用による
離脱しないためのサポート
自治体
医療機関
評価・改善
実施状況の確認とより良いメニューへの変更
検査の必要性を検討

ます。自治体はそれらをすくい上げ、民間企業とともにバックアップする手立てを講じることが急務とされているのは間違いありません。

一人ひとりの健康が社会を良くする

自分の健康が周囲の人に大きな影響を与えることは、あまり想像できないかもしれません。しかし、もし自分の父親や母親が認知症になったら、自分は仕事を辞めて介護せざるを得ないかもしれませんし、同居しながら面倒を見なければならないことになるかもしれません。そうした話は「かわいそうな人」の出来事として他人事のように捉えるのではなく、自分にも起こり得る現実として受け止める必要があります。日本人の平均寿命と健康寿命の間には、約10年の差があります。つまり、最後の10年間はなにかしら、病気を抱えて生きていくということです。

こうした統計上の数値を見ても、なかなか自分ごととして理解できないこともあります。それは今、自分も含めて周囲の人たちが若くて健康であるからです。しかし、「自分の奥さんは最後、どんな病気を抱えるのだろう」とか「もしかしたら二人とも入院しているかもしれないな」と思い描いてみたら、頭に浮かぶ景色は変わってきます。奥さんが脳梗塞になって後遺症を抱えたら、誰が介護や生活の補助をするのか、子どもは遠方に住んでいるし、自分ひとりで奥さんの面倒を見れるだろうか、自分ひとりで介護をしては共倒れになるから介護サービスを利用するしかなさそうだ、家の近くには、どんな施設があるのか、市からはどういう補助が得られるのか調べてみよう——。自分、奥さん、子どもなどリアルな登場人物でこのようなストーリーを描いてみると、次々と内容が膨らんできます。考えなければならない問題や心配事も浮かんできますし、それらに対して自分はどう動くべきかと、よりリアリスティックに想像することができます。

まずは自分、次に家族、周囲の人、そして地域など、同心円状にストーリーを拡大していけば少しずつ視野が広がってくるはずです。

平均寿命を見ると、日本では男性よりも女性のほうが長生きで、ロチェスター工科大学の研究によると、妻に先立たれた夫は生命力が弱くなり、同年齢の平均余命に比べて30％

短くなります。また、アルツハイマー型認知症の発症率は、女性が男性の約2倍高いことが知られていますし、症状の出現にも男女で違いがあり、女性は不安や抑うつが強くなったり、被害妄想を訴えたりすることが多くなり、一方、男性は介護者に対して暴力をふるったり攻撃的な態度に出たりすることが多いとされています。

このように、男女では最後の10年間にまったく違ったことが起きることも多く、そうした可能性を踏まえながら研究やデータを読み解いていくと、自分や奥さんが病気になったら、という想像がよりリアルになってきます。

現在、医療や科学の領域では無数の研究が進められており、膨大なデータが蓄積されています。それらの研究やデータは未来を予測するうえでとても重要なものですが、そこに羅列された数字を眺めているだけでは、なかなか自分ごととしてピンとこないのも当然です。しかしそのデータは単なる数字の集まりではなく、自分や家族という、かけがえのない人たちの命が含まれていることを想像すると、データはもっと身近に感じられます。世界は平均値でできているのではありません。

まずは自分、そして家族、やがて社会へと、思考を少しずつ拡大していくと、日本や世界の未来図が一層、現実味をおびてきます。一人ひとりがそうした思考法を身につけ、今自分がやるべきことを正確に理解することができれば、超高齢化が進み社会保障が破綻する、あるいは病院や介護施設が不足し医療崩壊が起きる、といった悲惨なシナリオは確実に覆されるのではないかと考えています。

疾病リスク予測と親和性が高い「ソーシャルインパクトボンド」

欧米諸国で現在注目を集めているスキームに「ソーシャルインパクトボンド（SIB）」というものがあります。簡単にいえば、行政と民間組織が同じ目的を持って事業を行う新しい官民連携の形のことです。具体的には、まず社会課題を解決するための事業に対し、関心の深い投資家が資金提供を行います。続いて、その資金をもとにして行政から委託を受けた民間事業者が行政サービスを提供します。そして最終的に、事業が成果を出せば、それに応じて行政が投資家へ資金を償還する、というものです。

欧米諸国では就労支援、医療・健康、再犯防止、生活困窮者支援、CO_2削減、温暖化抑制や大洪水、メガ台風対策、マイクロプラスチック削減や環境問題など、従来であれば行政が担当してきた公共サービスの領域においてこのスキームが用いられることが多くなっています。ＳＩＢのスキームを活用すれば公金だけでなく民間資金を導入することができますし、民間企業の優れたノウハウを公的事業に活かすこともできます。

さらに事業目標の達成度合いを適正に評価し、それに応じて支払い契約が生じるため、良質な行政サービスを安定して実施できるというメリットもあります。また、新規で事業を起こす際に伴う経済的なリスクを投資家が背負うため、行政はリスクを軽減しながら実証実験を行えるというのもＳＩＢのメリットです。

血中タンパク質を用いた疾病リスク予測は、これまでＳＩＢでは見られない新しい事例となりますが、本来の思想にそった取り組みといっても過言ではありません。

荒尾市のように市民の健康寿命を延ばし、医療や介護給付費を抑制することで、健全な財政経営を図りたいと考えている自治体にとって、この疾病リスク予測は非常に有用な策となります。とはいえ、赤字に悩む自治体にとっては検査を市民に受けさせたくても予算が確保できないこともあるかもしれません。そんなとき社会福祉や健康増進に対して造詣が深く、大きな関心を持つ投資家が力を貸してくれれば、予算の確保が難しい自治体でも健康リスクが高いと思われる住民に対して、検査を実施できる可能性があります。それにより、住民の健康寿命が延びれば就業人口が増え、産業が活発化する可能性があります。新たな事業が生まれることも期待できます。健康な高齢者が新しい市場を作る担い手としても期待され始めています。これまでになかった潜在的な活躍の場が開拓され、ますます経済が活発になる可能性もあります。

ＳＩＢのスキームを活用すれば、限られた予算と人員のなかで社会的課題に対処するための仕組みを長期的に継続することができます。また、ＳＩＢを実践することで社会的課題への関心や意識が高まることから、現実社会に対しても大きなインパクトを与えることができ、世の中を変える第一歩につながるかもしれません。

もちろん、ＳＩＢは一朝一夕に構築できるものではなく、開始するためには多くのステークホルダーや行政機関との調整が必要です。また民間組織にとっては、事業効果を適切に測定したり、評価したりすることが必要であるため、特に開始当初は、通常よりも多くの時間や労力を必要とするかもしれません。場合によっては高いリスクを伴うこともありますから、資金提供者となる投資家から深い理解を得て、事前に確実な合意を得ておくことは不可欠です。

しかし、世界の大きな課題に対して成果を生み出してきたＳＩＢ事例を調べてみると、そうした難しさがあってもＳＩＢを街の病気を減らす新しい試みで活用することの利点は大きいと思われます。特に、一人ひとりの将来の疾患リスクに対し、個別にアプローチできるという点で、血中タンパク質を用いた疾病リスク予測を活用した自治体との共同プロジェクトは、非常に価値があるものになると思います。

また自治体の取り組みが市民に高く評価され、「健康で長生きできる町」「病気にならない町」というイメージが定着すれば、自治体の魅力アップにもつながります。日本創成会議の予測によると、少子高齢化や都市部への人口流出により、２０４０年には全国の自治体の半数が消滅する可能性があるといわれています。こうした状況のなかで人口流出を抑制することができれば、思い出の詰まった街並みとふるさとをいつまでも守り続けられる可能性も生まれます。血中タンパク質を用いた疾病リスク予測をキーにしたＳＩＢは、今後、日本における健康対策を根底から変え、世界中の先進国が憧れる理想の長寿国家へ至る、第一歩になるかもしれないのです。

ビッグデータが世界の「健康レベル」を変えていく

血中タンパク質を用いた疾病リスク予測が誕生した背景には、ビッグデータの整備があります。しかし血中タンパク質測定技術が開発され、多くのサンプルが集まってビッグデータという集合体として整備されても、それを解析する技術がなければビッグデータは単なる数字の塊となり、宝の持ち腐れとなってしまいます。つまり生体の一部を抽出して測定し、バイオデータとして蓄積する技術と、そのデータの集合体であるビッグデータを解析する技術の2つがなければ、医療に革新は起こらないということです。

医療の領域のみならず企業が持続的成長を実現していくためには、データの活用は不可欠です。とりわけ現在ではテクノロジーが進化したことにより、膨大なデータを生成・収集したり、蓄積したりすることが可能になり、企業はデータを解析することで、未来の予測や異変をいち早く察知したり、社会のニーズを掘り起こしたり、事業に役立つ知見を得たりすることが可能になっています。

今後もビッグデータを活用することで、多種多様なデータ同士が組み合わさり、これまでは想像もつかなかった新たな産業やサービスが生み出されていくかもしれません。また、従来の考え方ではなかなか改善策が見つからなかった社会問題も、ビッグデータを活用することで解決のヒントが見えてくるかもしれません。

しかしビッグデータの価値は、膨大なデータを集積したり、活用したりできることだけではありません。ビッグデータは絶えず新しいデータを飲み込み、進化を続けています。その進化し続けるデータを活用し、新たなビジネスやサービスを生み出して社会をより良くしていくこと、そして社会がどのように良くなったかを適切に評価し、その評価自体もビッグデータに取り込んで再検証をしていくことが、今後、さらに社会が良くなっていくために必要です。これがビッグデータの価値なのです。とりわけ進化のスピードが著しい医療や健康の領域においては、ビッグデータの成長速度がますます加速しています。さらにそれを起爆剤として、サービスのさらなる進化も進んでいます。

疾病リスク予測検査「フォーネスビジュアス」もリリース以来、さらに進化を続けており、2023年には従来の検査項目に加え、検査日から5年以内の認知症の発症リスク予測、4年以内の慢性腎不全の発症リスク予測などを新たな検査項目として追加していきます。今後はさらに発症リスクを評価できる疾患を拡大させていく予定です。

高齢化が進む日本社会において、ビッグデータを活用した健康管理システムは、さまざまなものが登場してくると思われます。人生100年時代、自分らしく、やりたいことをやるために最期まで生き抜くのが理想です。それが実現できる身体や精神の状態を健康と呼ぶのだと思います。血中タンパク質を解析することで数年以内の病気のリスクを予測する新たな技術が、多くの人の健康に役立ち、より健康的な人生を、そして、より良い社会を築くのに貢献できることを願っています。

おわりに

東京大学医学部の清水孝雄先生の研究室では、実験の合間に出前を取って夕食をともにする習慣がありました。理学部出身のHくんは話題が豊富で、いつも夕食時は笑い声にあふれました。

ある日、彼はネット上の人々が作った「猫型ロボットアニメ」の話で皆の関心を引きました。彼が語ったエピソードはこうです。

電池が切れた猫型ロボットを再起動すると、これまでの記憶がリセットされてしまいます。主人公の男の子にとって、それは承諾できないことでした。

そこで男の子は努力して科学者になり、猫型ロボットの記憶を損なわず電源を入れることに成功します。スイッチを入れた瞬間、ロボットは言いました。

「あれ、君はどうして年をとっているの？」

男の子の膨大な努力が実った瞬間のエピソードは、科学者の卵たちに大いに称賛されました。

認知症は、罹患した人だけでなく家族や友人にとってもつらい病になります。さりげないけれど、とても大切な日々の膨大な記憶を奪ってしまいます。

仮に認知症を治す先端科学で神経細胞が再生されても、失ってしまった記憶を再度インストールすることはおそらく不可能だと思います。だから人々は、もしそれを守ることができるなら、この主人公のように、どんな努力をも惜しまないのではないかと思います。

しかし事実は、ちょっと違います。大切なのは膨大な努力ではなく、発症前の生活習慣にひそむ些細なことなのです。

生活が未来を変える。

本書では、今日の病気のほとんどが日常から生まれることを述べています。夜スマホの電源を切ってぐっすり眠ることや、野菜を多めに取ること、毎朝歩くことなど、私たちのライフスタイルをほんの少し変えることが、かけがえのない何かを守る手段となるのです。

　また本書では、アプタマーという技術が生活を見直す武器になることも記載していま す。発明者ラリー・ゴールド博士の初期の論文を読んだのは、NECグループの子会社の研究グループに転職したときでした。

　そこは研究費どころか研究員の人件費さえ会社に用意されておらず、自分たちでお金を生み、研究活動を続ける環境でした。私はバイオテクノロジーグループの部長を任されましたが、研究員の未来を背負った責任の重さと当時の実情に、途方に暮れる日々でした。そのため、DNA配列情報を利用したPCR程度の低コスト実験研究で、将来の夢につながるテーマを探すしかありませんでした。そんなとき、目をつけたのがアプタマー技術です。

　2006年秋、私はアメリカのボルダーという街へ飛び、ラリー・ゴールド博士を訪ねました。これで研究も進みそうだと安心もしました。ただ、帰国のフライトで私は別の恐怖心に包まれました。研究費が少ないのに、ゴールド博士から「アプタマーを使って血中タンパク質を測定すれば、病気の発症リスクを予測できる。共同で事業を進めよう」という逆提案をもらってしまったからです。

しかし今思えばあの瞬間から、体の中の声「ヘルスシグナル」を一網打尽に手に入れて、世界中の人々に届けるという使命を果たすため、一心不乱に突き進む日々が始まったのだと思います。研究を進めるために、国立大学の有名な先生たちが手にするような膨大な競争的研究ファンドを、民間企業の弱小研究者が常に取り続けるという、無謀ともいえる努力も始まりました。

血液のビッグデータが語る言葉に耳を傾けることで、おそらくは、認知症どころか脳梗塞、心筋梗塞、各種がんなどについて、発症前に防ぐ道を見つけることができそうだ。

この構想が生まれたのは、ビッグデータという言葉が普及する数年前のことです。心は昂(たかぶ)っていましたが、研究生活は地味で、失敗ばかり続きました。成果を生むことは途方もなく難しく、さらに民間企業では成果を事業として動かしていくことを常に求められます。研究でも事業化でも、たくさんの壁に遭遇して砕け散る日々で、こんな体験は、大学の研究室では遭遇することがありませんでした。

そんな日々でも、素敵なことが時々起こります。この書籍の後半では、荒尾市のエピソードを紹介していますが、この街を初めて訪れたとき、涙が流れそうなほどに美しい、有明海に沈む夕陽を見ました。そして、自分自身をさておき周りのために働く人々は日本だけでなく、世界にもたくさんいると確信しました。ウェルビーイングに直接貢献する、素晴らしい物語の入口に立てると、ようやく感じた瞬間だったかもしれません。

本書につづられた物語を振り返ると、改めてたくさんの人々の顔が浮かんできます。事業創造を構想するときに、弱小の事業化グループで初めてご一緒した森 貞司さんとはこれまで大変な苦労をともに経験してきています。苦しいときほど、一緒にふざけ合って笑いとばしてきたこれまでの日々は愛おしく、心より感謝を申し上げます。

それから、価値創造に取り組むＮＥＣソリューションイノベータ石井正彦常務と、フォーネスライフの立ち上げと拡大を指揮している江川尚人CEOには、アプタマー技術を世界に届ける夢を実現する機会を頂戴しました。さらに、生まれたてのフォーネスライフ社員の皆様やコンシェルジュの方々にも心より感謝申し上げます。また、日本が直面する大きな課題に対する心構えは、荒尾市の浅田敏彦市長と市役所の皆様から教えていただきました。心よりお礼申し上げます。

そして、情報通信企業からの社会実装を夢見た研究センター初代所長の関さん、先代所長の北原さん、実宝執行役員、そして研究センター長時代ご迷惑をおかけした栗原執行役員、アプタマー研究を一緒に立ち上げてくれた古市さん、北米から転職して研究を推進してくれた堀井さん、米国に出向して成果を生んでくれた加藤さん、旧NECソフトVALWAYテクノロジーセンターの皆さん、また日本電気事業イノベーション戦略本部時代からお世話になっている藤川執行役員常務CFO、北瀬執行役員、さらに、北米で最先端のアプタマー研究を進めているネボイシャ・ジャンジックさん、アプタマー検査構想を推進するスティーブ・ウイリアムさん、アプタマー技術の事業化の夢をともに追いかけているマーク・メッセンバーグさん、旧SomaLogicの皆さん、いつもアドバイスを惜しみなくくれるマーティ・スタントンさん、そして先日、80歳で大恋愛をされて2歳年下のガールフレンドとのロマンスを成就されたラリー・ゴールド博士に、心から感謝の意を申し上げたいと思います。

最後にこの書籍が皆さんの未来に少しでも光をもたらし、健康で幸せな生活への一助となることを心からお祈りします。今の日本は閉塞感に満ちていますが、私たちの未来は本来明るく、希望に満ちていたはずです。

一人ひとりが新しい未来の創造者として前進するために、本書に記載されたエピソードが役に立つことがあれば幸いに思います。

和賀 巌

和賀 巌（わが いわお）

1986年よりJT日本たばこ中央研究所、医薬事業部門立ち上げ、米ベンチャーGeneLogic社に出資、出向する。北米創薬事業プロジェクト運営担当、ノースカロライナ大学腎臓学際教室へ出向。2003～2004年に米国バイオスタートアップCombiMatrix社の事業開発部長としてIPOを成功させる。2004年からは日本電気株式会社およびNECグループにて、研究開発、新規事業、北米スタートアップ出資事業、海外ヘルスケア事業構築に従事。テクノロジーセンターおよびイノベーションラボラトリ所長歴任。現在NECソリューションイノベータ株式会社シニアフェロー。東北大学大学院医学研究科客員教授、北海道大学産学・地域協働推進機構客員教授、科学技術振興機構未来社会創造事業個人最適化領域運営統括。2020年フォーネスライフ株式会社にてチーフテクノロジーオフィサー就任。

本書で紹介した疾病リスク予測検査の詳細、申し込みや注意事項はこちら。
https://foneslife.com/

本書についての
ご意見・ご感想はコチラ

Health Signals
病気を予測し防ぐ時代の到来

2024年11月28日　第1刷発行

著　者　　和賀 巖
発行人　　久保田貴幸

発行元　　株式会社 幻冬舎メディアコンサルティング
〒151-0051　東京都渋谷区千駄ヶ谷4-9-7
電話　03-5411-6440（編集）

発売元　　株式会社 幻冬舎
〒151-0051　東京都渋谷区千駄ヶ谷4-9-7
電話　03-5411-6222（営業）

印刷・製本　中央精版印刷株式会社
装　丁　　秋庭祐貴

検印廃止

Printed in Japan
ISBN 978-4-344-94854-9 C0036
幻冬舎メディアコンサルティングＨＰ
https://www.gentosha-mc.com/